ÉTUDES

D'HYGIÈNE PUBLIQUE

PAR

LE Dʳ AUGUSTE OLLIVIER

Professeur agrégé à la Faculté de médecine,
Médecin de l'Hôpital des Enfants-Malades et du Lycée Saint-Louis,
Membre de l'Académie de médecine
et du Conseil d'hygiène publique et de Salubrité du département de la Seine,
Chevalier de la Légion d'honneur,
Officier de l'Instruction publique.

QUATRIÈME SÉRIE

Rougeole — Diphtérie — Scarlatine — Variole
Stomatite ulcéro-membraneuse
Stomatite aphteuse — Conjonctivite épidémique
Tuberculose — Typhus — Grippe
Tétanos — Épidémie de pelade — Anémie hivernale
Alimentation des nouveau-nés

PARIS

G. STEINHEIL, ÉDITEUR

2, RUE CASIMIR-DELAVIGNE, 2

1893

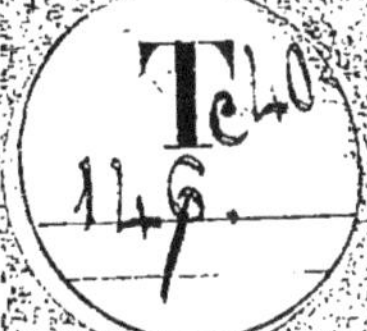

ÉTUDES

D'HYGIÈNE PUBLIQUE

ÉTUDES

D'HYGIÈNE PUBLIQUE

PAR

Le Dʳ Auguste OLLIVIER

Professeur agrégé à la Faculté de médecine,
Médecin de l'Hôpital des Enfants-Malades et du Lycée Saint-Louis,
Membre de l'Académie de médecine
et du Conseil d'hygiène publique et de Salubrité du département de la Seine,
Chevalier de la Légion d'honneur,
Officier de l'Instruction publique.

QUATRIÈME SÉRIE

Rougeole — Diphtérie — Scarlatine — Variole
Stomatite ulcéro-membraneuse
Stomatite aphteuse — Conjonctivite épidémique
Tuberculose — Typhus — Grippe
Tétanos — Épidémie de pelade — Anémie hivernale
Alimentation des nouveau-nés

PARIS

G. STEINHEIL, ÉDITEUR

2, RUE CASIMIR-DELAVIGNE, 2

1893

PRÉFACE

Il y a près de 20 ans, lorsque j'entrai au Conseil d'hygiène, nos connaissances sur les maladies contagieuses étaient fort restreintes, aussi était-il presque impossible de poser, d'une façon satisfaisante, les règles de leur prophylaxie. Différentes tentatives, cependant, avaient déjà été faites par Delpech, Bouchardat, Hillairet. Des *instructions* furent rédigées plus tard par MM. Léon Colin, Lagneau etc., dans le but d'éclairer la population parisienne et de la protéger. De mon côté, dans ces dix dernières années, j'ai soumis à l'approbation du Conseil qui les a adoptées, différentes mesures propres à restreindre la diffusion de certaines maladies contagieuses, la rougeole, la diphtérie, la coqueluche, la tuberculose, la fièvre typhoïde, sans compter la rage, les teignes, l'impetigo, le choléra infantile, la pelade. Mais comme la science marche sans cesse, que les moyens prophylactiques, grâce à l'acquisition de connaissances nouvelles, se perfectionnent de jour en jour, il devint bientôt nécessaire de compléter certaines instructions, qui n'étaient plus suffisantes, et d'en rédiger d'autres. C'est ce que le Conseil a fait récemment sur la judicieuse initiative de mon collègue et ami, M. le Dr Dujardin-Beaumetz (1). Médecin

(1) *Instructions sur la prophylaxie des maladies contagieuses,* Paris, 1892.

d'un hôpital d'enfants depuis de longues années, je me suis attaché de préférence, cela se conçoit, aux questions qui ont trait à l'hygiène infantile. C'est ainsi que je suis revenu, dans ce volume, sur la diphtérie qui fait toujours chaque année un si grand nombre de victimes, sur les fièvres éruptives, l'alimentation vicieuse des nouveau-nés, etc., et que j'ai étudié les circonstances dans lesquelles se développent la stomatite aphteuse, la stomatite ulcéro-membraneuse, la conjonctivite épidémique, etc.

L'idée dominante de mes recherches a toujours été la suivante : fixer les conditions de développement des maladies contagieuses de l'enfance ; prendre les mesures nécessaires pour empêcher ce développement ; supprimer ou atténuer les mesures irrationnelles ou vexatoires.

Malgré tous les efforts tentés à Paris pour protéger l'enfance il y a encore beaucoup à faire ; malheureusement on se heurte à des difficultés matérielles presque insurmontables ou bien à l'ignorance ou à l'incurie contre lesquelles viennent se briser toutes les initiatives. Cependant, en présence des progrès accomplis dans ces dernières années, il ne faut pas désespérer d'arriver, dans un avenir prochain, à des résultats beaucoup plus satisfaisants.

Paris, 15 mai 1893.

AUGUSTE OLLIVIER.

ÉTUDES

D'HYGIÈNE PUBLIQUE

LA ROUGEOLE

Une épidémie de rougeole dans la maison de détention de Nanterre.
— Les enfants seuls sont atteints — Facilité extrême de la diffusion
dans ce milieu. — Insuffisance des moyens prophylactiques habi-
tuels. — Mesures proposées contre l'épidémie actuelle et contre les
épidémies à venir.

Invité par M. le Préfet de Police à m'entendre avec les
médecins de la Maison départementale de Nanterre sur les
mesures à prendre pour enrayer une épidémie de *rougeole*
qui s'était déclarée dans cet établissement du 28 au 31 janvier 1891, j'adressai à cette *occasion le Rapport suivant qui*
fut discuté au Conseil d'hygiène et de salubrité (1).

L'épidémie a *porté exclusivement sur les enfants.* Aucun
adulte n'a été atteint. Une pareille immunité est extrème-
ment rare dans une population aussi nombreuse et aussi
agglomérée que celle de la Maison de détention de Nanterre.

Le germe infectieux paraît avoir été importé dans l'éta-

(1) Séance du 20 février 1891.

1

blissement par une petite fille de 7 mois, admise avec sa mère le 4 novembre 1890, au deuxième bâtiment de la salle 37. Elle y resta dix jours, puis fut transportée à l'infirmerie le 10, parce qu'elle présentait les signes d'un catarrhe laryngo-trachéal. Deux jours après son entrée, éruption rubéolique très nette. La maladie évolua sans accident et fut suivie d'une varicelle. Cette enfant sortit de l'infirmerie le 3 janvier 1891.

A l'époque où elle y entra, trois autres enfants, atteints d'affections diverses, s'y trouvaient déjà ; ils contractèrent la rougeole. D'autres qui furent admis dans la suite la prirent également.

A ce moment commencèrent à arriver des enfants atteints de rougeole provenant du second bâtiment, salle 37, dans lequel était restée 48 heures la première malade. C'est aussi dans ce même local que retournèrent les enfants guéris de rougeole sortant de l'infirmerie.

Pendant le mois de janvier, l'infirmerie du premier bâtiment, salle 41, en reçut encore deux autres atteints de rougeole et évidemment contaminés dans les allées et venues du personnel entre cette salle et la salle 37.

Le nombre des enfants atteints a été jusqu'à ce jour, de 26, ainsi répartis :

16 (en comptant la première malade) dans le deuxième bâtiment, salle 37.

2, dans le premier bâtiment, salle 41 et 8 qui ont été contagionnés à l'infirmerie. Total 26.

L'âge des petits malades a varié de 15 jours à 6 ans. (Les enfants au-dessus de 6 ans ne sont pas admis dans l'Etablissement, on les dirige sur le Dépôt des Enfants assistés.)

Il n'y a eu que 3 décès par broncho-pneumonie (mortalité de 11 °/₀.)

Une enfant de 15 jours qui est née dans la salle de chirurgie a été également contagionnée ; en pleine éruption lors de ma visite, elle est morte depuis de broncho-pneumonie.

Avant mon inspection, le Directeur et le médecin de l'établissement avaient fait tout ce qu'ils avaient pu pour circonscrire l'épidémie en isolant les malades ; ces mesures réussissent rarement pour la rougeole, qui est contagieuse surtout au début, pendant la période de catarrhe oculo-nasal ; il est très rare qu'elle soit constatée assez tôt, pour que les petits malades soient enlevés des salles communes avant que la contagion ait eu le temps de se faire. A Nanterre les conditions étaient exceptionnellement défavorables pour la prophylaxie.

Les 16 cellules d'isolement (8 à chaque étage à l'infirmerie) ont été insuffisantes. On a été obligé de mettre des enfants avec le rougeole dans d'autres petites salles, et la diffusion s'est faite à l'infirmerie comme dans les salles communes du rez-de-chaussée.

Pour remédier à un pareil état de choses, je ne vois qu'un moyen, ne plus recevoir, en ce moment, d'enfants à la maison de Nanterre. Le dortoir et les salles communes sont contaminées et il n'est possible, à l'heure présente, et par suite de l'encombrement existant, de prendre les mesures de désinfection très nécessaires. On pourra envoyer les enfants plus âgés au Dépôt des Enfants assistés. C'est le seul moyen d'éteindre l'épidémie actuelle.

Je crois donc, monsieur le Préfet, que pour prévenir désormais le développement de semblables épidémies, il serait bon de prendre des mesures à plus longue échéance et de tâcher qu'il n'y en ait plus de semblables à l'avenir ; il faudrait ou que les enfants ne fussent plus gardés à Nanterre, ou qu'ils fussent réunis dans un quartier spécial qui comprendrait trois divisions : la première pour les enfants et les mères en bonne santé ; la seconde pour les enfants atteints de maladies contagieuses ; enfin la troisième pour les cas suspects qui doivent être l'objet d'une surveillance particulière.

Après avoir entendu la lecture de ce rapport, le Conseil a décidé que, pour arrêter l'épidémie de rougeole signalée à la maison départementale de Nanterre, il y avait lieu de ne plus recevoir d'enfants dans la maison, jusqu'à disparition complète de la maladie.

LA DIPHTÉRIE

La maladie transportée d'un hôpital dans un orphelinat. — Une épidémie transportée dans un autre orphelinat. — Comment on l'enraye. — Comment une épidémie naît, s'accroît et s'aggrave. — Ce que les enfants ont à craindre en entrant dans la première maison venue. — Cave Janitorem.

I

J'ai repris cette fois 4 ou 5 rapports que j'ai eu l'occasion de lire au Conseil d'hygiène et de salubrité sur la diphtérie à Paris. Ils renferment des faits nouveaux ; je ne puis pas ajouter intéressants. S'il y a quelque chose de frappant, c'est la monotonie. Il me semble en relisant fredonner une de ces mélopées lugubres du moyen-âge, dans lesquelles les mots trépas et trépassés reviennent à chaque vers. Notre époque est agitée par des secousses trop profondes pour prêter l'oreille à cette espèce de glas, pour se dire que le salut de plusieurs milliers d'individus enlevés par des maladies contagieuses évitables vaut bien une séance du Parlement.

La diphtérie s'étend, s'aggrave, est partout ; l'expérience a montré comment on peut en éviter la diffusion, en atténuer les dangers ; la formule est simple : il faut isoler, désinfecter, traiter de bonne heure ; on a pris des mesures peu dispendieuses. Si l'on inscrivait dans nos budgets communaux un chapitre intitulé : Prophylaxie de la diphtérie, je serais curieux de voir à combien s'élèverait pour toute la

France le montant des crédits dépensés en un an. Ce n'est pas de ce côté-là que viennent les difficultés, lorsqu'il s'agit d'équilibrer le budget. Je crois remplir mon rôle d'hygiéniste et de médecin en signalant le mal partout où je le rencontre, en poussant incessamment un cri d'alarme ; peut-être un jour finira-t-on par se dire qu'en laissant évoluer des maladies contagieuses qu'on pourrait presque toujours enrayer assez vite, on prête incessamment la main au massacre perpétuel des innocents.

Je donne la relation de la première épidémie.

Le 8 février 1891, un cas de diphtérie se développait dans un orphelinat du 5e arrondissement, et bientôt était suivi de plusieurs autres.

Chargé par vous, monsieur le Préfet, de présenter au Conseil d'hygiène un rapport sur cette épidémie, je viens aujourd'hui m'acquitter de cette tâche (1).

Voici d'abord comment les faits se sont passés.

Au milieu de janvier une fillette de l'orphelinat, âgée de 4 ans et demi, est admise pour une fièvre muqueuse à l'hôpital des Enfants-Malades. Vers le quinzième jour de sa maladie elle contracte la diphtérie. Transférée le 1er février au pavillon d'isolement (pavillon Trousseau), elle y meurt le lendemain d'une angine infectieuse. Sa mère venait la voir et s'empressait, presque chaque fois, d'aller donner de ses nouvelles à ses petites camarades et aux religieuses, qui ne se doutaient pas du danger auquel exposent de pareilles visites. Ce fut là, je pense, le point de départ de l'épidémie.

En effet, le 8 février, une autre enfant de 7 ans et demi est prise de diphtérie ; conduite à l'hôpital des Enfants-Malades, elle succombe le lendemain à une angine toxique.

(1) Rapport lu dans la séance du 28 mars 1891.

Les jours suivants, de nouveaux cas se developpèrent successivement et les malades furent transportées aux Enfants-Malades ou à Trousseau.

Le 9, troisième cas : petite fille de 7 ans, angine infectieuse, mort.

Le 15, deux nouveaux cas : le premier, fillette de 9 ans, angine toxique, mort ; le second, fillette de 5 ans et demi, angine, guérison.

Le 19, sixième cas : enfant de 5 ans, angine, guérison.

Le 20, septième cas : jeune fille de 12 ans, angine toxique, mort.

Le 25, huitième cas : fillette de 9 ans, angine, guérison.

Le 2 mars, neuvième cas : enfant de 6 ans, angine, guérison.

Le 6, deux cas nouveaux : le premier, petite fille de 4 ans, angine toxique, mort le lendemain : le second, enfant de 5 ans, angine, guérison.

Le 7, douzième cas : petite fille de 12 ans, angine, guérison.

En résumé, sur douze enfants atteintes d'angine diphtéritique, cinq succombèrent, c'est-à-dire près de la moitié. Cette mortalité est effrayante, il s'agissait de la forme la plus grave, l'angine infectieuse, hypertoxique.

Je suis allé visiter l'orphelinat le 7. L'établissement m'a paru bien tenu. Sur mon conseil, les religieuses qui le dirigent ont rendu une partie des enfants bien portantes aux familles pouvant s'en charger. Les autres ont été transportées dans une succursale de l'orphelinat située dans la banlieue.

Les mesures de désinfection récemment indiquées par le Conseil ont été immédiatement prises (sulfuration, envoi de la literie et des linges à l'étuve). Le lavage des murs planchers et parquets va être exécuté.

Le point de départ de cette épidémie ne paraît guère douteux.

La mère de la fillette morte de diphtérie aux Enfants-Malades a probablement introduit le germe morbide dans l'orphelinat. On prend cependant de sérieuses précautions dans nos hôpitaux, afin d'éviter que les parents qui viennent voir leurs enfants ne puissent pas transporter la maladie au dehors : Avant de les laisser pénétrer dans les salles de diphtéritiques, on les oblige à revêtir une longue blouse analogue à celle des étudiants et des infirmiers de ces salles ; les visites ne dépassent pas 10 minutes et lorsqu'elles vont finir on fait faire des lavages antiseptiques des mains et du visage. Dans le cas actuel, la mère avait vu son enfant dans la salle commune lorsqu'elle était déjà contaminée ; c'est probablement là qu'elle prit les germes diphtéritiques, car les précautions indiquées n'y sont pas appliquées. Malgré toutes les précautions pour protéger les salles communes, il s'y glisse quelquefois des enfants atteints d'une affection contagieuse. C'est ce qu'on appelle des cas « internes », c'est-à-dire développés dans l'hôpital même. En 1887 (1), j'ai signalé une des principales causes de ces accidents et j'ai indiqué le moyen de les faire disparaître : A la consultation publique se présentent parfois des enfants atteints d'une angine à exsudats blanchâtres, sur la nature desquels il n'est pas possible de se prononcer tout de suite. Ces enfants sont envoyés, soit dans la salle commune, soit dans le pavillon des diphtéritiques. Dans le pre-

______

(1) Prophylaxie des maladies contagieuses chez les enfants. Rapport lu au *Conseil d'hygiène de la Seine*, le 3 juin 1887.

mier cas, s'il s'agit d'une diphtérie, on a beau enlever immédiatement le malade et le porteur aux contagieux dès que le diagnostic est possible, il est trop tard, la salle est contaminée ; dans le second, s'il ne s'agit pas réellement d'une angine diphtérique, l'enfant pourra contracter la maladie dans le pavillon (1). Il serait pourtant facile d'éviter de pareils accidents ; il suffirait de créer un pavillon isolé avec une série de chambres séparées pour les cas douteux ; aussitôt que le diagnostic pourrait être fait d'une manière certaine, on transporterait le malade dans la salle commune, s'il s'agit d'une angine simple ; au pavillon d'isolement s'il s'agit d'une angine diphtéritique.

Voilà ce que je demandais au conseil d'hygiène en même temps que d'autres mesures de prophylaxie non moins urgentes. Celles-ci, je me plais à le rappeler, ont été successivement prises par l'administration de l'Assistance publique, notamment la sélection des malades atteints de maladies contagieuses dès leur arrivée à l'hôpital. C'est là un réel progrès ; mais la sélection devrait être par les chambres d'attente dont je viens de parler. Je fais appel à nos collègues qui sont membres du conseil municipal ; je les supplie de vouloir bien user de leur influence, afin de procurer le plus tôt possible, à l'Assistance publique, les fonds nécessaires pour installer un pavillon pour les cas douteux à l'hôpital des Enfants-Malades.

J'eus l'occasion de faire un nouveau rapport, très bref

(1) Aujourd'hui, à l'hôpital des Enfants-Malades, on n'hésite plus, en présence de cette possibilité de contaminer toute une salle ou un seul malade, à envoyer directement au Pavillon de la diphtérie les enfants atteints d'angine blanche douteuse ; seulement on les tient éloignés autant qu'on le peut, des enfants affectés de diphtérie grave.

d'ailleurs, dans la séance du Conseil d'hygiène du 11 décembre 1891. Mon enquête avait porté sur une école enfantine du 20ᵉ arrondissement, dans laquelle on signalait une épidémie de diphtérie. Il y avait jusque-là 2 cas seulement ; deux petites filles fréquentant cette école furent atteintes et succombèrent l'une au bout de 3 jours, l'autre au bout de 5. A ce moment un certain nombre de cas étaient disséminés dans le quartier. L'école ne laissait rien à désirer ; elle était suffisamment spacieuse ; on la ferma et on la désinfecta ainsi que les locaux dans lesquels étaient mortes les deux fillettes ; et il n'y a pas eu d'autres cas.

Une épidémie développée dans un orphelinat du 7ᵉ arrondissement fut beaucoup plus grave (1).

Cet établissement qui donne asile à 70 orphelines, est en même temps une maison d'éducation comptant un nombre à peu près égal d'élèves pensionnaires ou externes.

Au cours du mois de juin, une petite fille de quatre ans, mise en garde dans la maison, est prise de diphtérie ; on la ramène chez ses parents où elle meurt.

Dix jours plus tard, la diphtérie se déclare chez une autre enfant de trois ans et demi ; le pharynx, le larynx sont successivement envahis ; bientôt surviennent des accidents infectieux formidables. Cette fillette transportée aux Enfants-Malades succombe au bout de trois jours.

Le 26 juin, une de ses compagnes, âgée de 5 ou 6 ans, est atteinte d'une angine diphtéritique. Comme l'attention était éveillée on la reconnaît dès le début ; on transporte la malade à l'hôpital indiqué ; elle a guéri.

Lors de ma visite à l'orphelinat, je fus heureux de constater qu'il avait été évacué à la suite de ces accidents ; une

(1) Séance du *Conseil d'hygiène*, le 24 juillet 1892.

partie des petites filles avaient été rendues à leur famille, les autres avaient été dirigées sur une maison de campagne au voisinage de Meaux. La désinfection des locaux avait été faite sur le conseil et sous la surveillance du médecin de l'établissement. On avait fait brûler du soufre en quantité suffisante dans toutes les pièces ; les murs avaient été lessivés avec une solution mercurielle et les objets de literie soumis à l'étuve à désinfection sous pression.

Deux autres cas se sont montrés parmi les enfants évacués à la maison de campagne ; une des petites filles est morte très vite ; l'autre a été rapportée à Paris, à l'hôpital des Enfants-Malades, elle a guéri.

La désinfection a été bien faite ; le personnel de l'orphelinat est rentré depuis quelques jours et il n'y a pas eu de nouveau cas. Il n'en est pas moins vrai que cinq enfants ont été atteintes de diphtérie dans l'espace d'un mois et que trois ont succombé.

Dans les différents rapports que j'ai présentés j'ai toujours enregistré les mêmes constatations, à savoir que la diphtérie est d'une gravité épouvantable ; qu'elle donne un coefficient de mortalité plus élevé que celui de n'importe quelle maladie infectieuse indigène ; que le nombre des cas augmente chez nous d'année en année dans des proportions inquiétantes. Les chiffres ci-dessous, dont je dois une partie à l'obligeance de M. le docteur Jacques Bertillon et dont j'extrais l'autre du *Bulletin municipal officiel*, ont une valeur démonstrative et une signification qu'il est difficile de méconnaître :

1865.	971
1866.	815
1867.	704

1868.	782
1869.	811
1870 et 1871 (1).	»
1872.	1.149
1873.	1.174
1874.	1.008
1875.	1.328
1876.	1.572
1877.	2.393
1878.	1.995
1879.	1.783
1880.	2.153
1881	2.326
1882.	2.390
1883.	1.951
1884.	2.105
1885.	1.681
1886.	1.521
1887.	1.570
1888.	1.724
1889.	1.695
1890.	1.700
1891.	1.348
1892.	745 dans le pre-

mier semestre.

Les épidémies n'ont pas l'imprévu et la marche foudroyante de l'influenza et du choléra asiatique : elles frappent un quartier ou un autre ; le plus souvent ce sont des épidémies de maisons ; mais elles ne cessent jamais com-

(1) On n'a pas de renseignements suffisamment complets pour ces deux exercices.

plètement. S'il n'y en a pas dans un arrondissement, il y en
a dans un autre. Il serait difficile d'affirmer que Paris est
indemne de diphtérie pendant une seule quinzaine de l'année. Ce n'est pas là une notion peu connue, familière seulement aux médecins d'enfants : toutes les mères savent
combien la diphtérie est fréquente. Malheureusement il règne, à propos de la prophylaxie, une inertie fataliste.

Devant les réclamations des hygiénistes, les administrations ont fini par prendre des mesures. Il y a des voitures
spéciales pour transporter les malades à l'hôpital ; la désinfection des locaux dans lesquels ont été soignés les diphtéritiques, des linges, effets et objets de literie qui leur
ont servi, est faite aussi bien qu'elle peut l'être ; des instructions publiées sous l'inspiration du Conseil ont éveillé
l'attention et contribué à l'éducation hygiénique des masses.

Dans tous les hôpitaux d'enfants, on a installé des pavil-
lons ou des services provisoires d'isolement qui permettent
d'exclure des salles communes les malades atteints d'affections contagieuses. Aux consultations, un externe (il eut
été bien préférable de charger de ce soin un interne, ainsi
que je l'avais tout d'abord demandé) examine les arrivants avant qu'ils entrent, et au moindre soupçon de maladie infectieuse les dirige sur les services spéciaux. C'est là
sans doute un incontestable progrès ; mais tant qu'on n'aura
pas créé, dans tous les hôpitaux d'enfants un pavillon pour
les cas douteux, je ne cesserai de réclamer, afin d'obtenir
satisfaction sur ce point.

J'ai insisté naguère sur la prophylaxie individuelle fami-
liale. L'Administration ne peut pas grand chose de ce côté ;
l'hygiéniste ne peut pas davantage. Il répète que la diphtérie est contagieuse ; cela n'empêche pas les familles de soi-

gner leur petit malade au milieu de ses frères et sœurs, de recevoir les voisins et les amis qui viennent prendre de ses nouvelles et de le leur montrer. J'ai dit ce qu'il faudrait faire et n'y reviendrai pas : Il faudrait, avant tout, amener les parents à ce qu'ils apportassent plus tôt et plus souvent leurs petits malades à l'hôpital, ou, s'ils tiennent à les soigner chez eux, offrir aux enfants qui restent bien portants un asile momentané dans les établissements préparés pour cela, tant que l'isolement est nécessaire.

L'hôpital ! même à Paris, on le redoute ; c'est une nécropole dont les enfants ne sortent presque jamais vivants.....

Cette idée n'est pas tout à fait fausse. Il serait difficile, qu'il en fût autrement, car il entre plus de moribonds que de malades dans le service des diphtéritiques. La statistique ne serait pas mauvaise si on recevait les enfants lors des premières manifestations, mais, dans les classes populaires, ce n'est jamais ainsi que les choses se passent. On a entendu parler de la diphtérie comme d'une maladie épouvantable, accablant du premier coup celui qu'elle touche ; si elle débute par des symptômes d'une certaine bénignité, on demande une recette à la voisine du même palier ; comme elle ne réussit pas, on descend chez l'herboriste, puis chez le pharmacien ; on appelle le médecin quand l'inquiétude est extrême et on songe à l'hôpital quand tout espoir est perdu. Il est étonnant que, dans de pareilles conditions, on puisse encore guérir des enfants diphtéritiques.

On en guérit cependant. Heureusement que les recherches scientifiques de ces dernières années ont eu pour conséquence de modifier dans un sens favorable l'opinion des médecins par rapport au pronostic. On se disait autrefois que les manifestations pharyngées ou laryngées n'étaient

que la détermination d'un état général très grave et contre
lequel on n'avait pas de ressources assurées. La thérapeutique locale était chose inutile et irrationnelle. Klebs, Loffler,
Roux et Yersin, etc., sont venus et ils ont démontré au contraire que la diphtérie est une affection bacillaire primitive-
ment locale et que son extension et sa généralisation, si
graves qu'elles soient, sont toujours secondaires.

Reconnaître de bonne heure la nature du mal, atteindre
le bacille dans son foyer de pullulation et le détruire, voilà
la véritable règle de thérapeutique, le seul moyen d'empêcher cette pullulation et la sécrétion des toxines qui pro-
duisent des phènomèmes généraux d'empoisonnement.

La bactériologie n'a pas seulement montré la nécessité
d'un diagnostic précoce, elle a founi les moyens de le faire.
Un de mes collègues dans les hôpitaux, M. le docteur Josias,
vient d'insister de nouveau sur ce point dans un intéressant
travail.

Aujourd'hui je crois que la prophylaxie comporte des règles assez nettes. On a répété depuis Asclepiades qu'il fallait
traiter toutes les maladies *cito, tuto et jucunde*. Pour la
diphtérie, on peut supprimer deux de ces adverbes : pour
la localiser, pour la traiter, pour arrêter sa propagation, il
faut agir vite ; c'est l'essentiel.

On est en présence d'une angine blanchâtre de nature
douteuse ; il faut reconnaître la nature de l'exsudat le plus
tôt possible ; la bactériologie nous en donne le moyen, nous
serions coupables de ne pas nous en servir ; Il faut recourir
au plus vite à la médication topique locale, isoler le malade,
le transporter à l'hôpital. Je ne saurais trop le répéter à mes
confrères de la ville : dès qu'ils sont appelés près d'un enfant diphtéritique dans une famille dont les ressources ne

sont pas suffisantes pour qu'on puisse espérer que le traitement soit suivi comme il doit l'être ; que les enfants encore bien portants soient isolés, ils feront une bonne action en usant de toute leur influence afin que les pauvres petits malades soient transportés à l'hôpital ; ce sera souvent le salut pour eux et pour leurs frères et sœurs.

C'est encore dans les hôpitaux qu'il fraudait donner des moyens de diagnostic précoce. Le procédé de M. Roux est simple, c'est malgré tout un procédé de laboratoire : il est inutile d'espérer qu'un praticien occupé puisse jamais trouver le temps nécessaire pour faire, entre ses visites, une recherche si facile qu'elle soit ; il faudrait qu'à l'hôpital le plus rapproché de chez lui, il pût, en présentant un fragment d'exsudat qu'il vient d'enlever, recevoir une réponse extemporanée relativement à sa nature.

Mais pour cela il faudrait, je le répète, des laboratoires de bactériologie appliquée aux recherches cliniques dans presque tous les hôpitaux, et, pour installer ces laboratoires et les pourvoir d'un personnel exercé, il faudrait des crédits. J'ai peur que l'on ne soit pas suffisamment édifié aujourd'hui sur la nécessité d'une lutte prompte méthodiquement organisée contre la diphtérie pour les accorder.

En attendant, elle s'accroît et fait des victimes ; on n'arrivera à limiter ses ravages, comme j'ai déjà eu l'honneur de le dire dans plusieurs rapports antérieurs, qu'en s'efforçant de faire pénétrer dans l'esprit des populations cette idée qu'elle est contagieuse et qu'il faut isoler de bonne heure les malades.

En résumé, je crois qu'il est très important de porter à la connaissance de la population parisienne les propositions suivantes :

1º Il est indispensable que tous les enfants qui ont mal à la gorge ou sont enroués soient montrés le plus vite possible au médecin ;

2º S'il y a plusieurs enfants dans une famille, il faut éloigner ceux qui sont bien portants ;

3º Lorsque le diagnostic *diphtérie* est formulé, il est bon de faire transporter le plus tôt possible les enfants à l'hôpital si le logement est étroit et s'il y a plusieurs enfants dans la famille (1).

L'isolement et la désinfection doivent être appliqués à temps si l'on veut prévenir la diffusion de la diphtérie et, partant, limiter ses ravages. Le rapport suivant que j'ai présenté au Conseil d'hygiène (séance du 29 mai 1891) montre à quel danger on s'expose lorsqu'on se croise les bras ou qu'on ne prend que des demi-mesures en présence d'une épidémie, comme dans celle des passages Saint-Bernard et de la Forge-Royale où, il faut bien le dire, bon nombre d'immeubles sont mal aérés, d'une propreté douteuse, peu salubres en un mot.

C'est le 20 mars dernier qu'un premier cas de diphtérie s'est déclaré chez un enfant de 14 mois, au nº 19 du passage Saint-Bernard ; il m'a été impossible de savoir où ce petit enfant avait été lui-même contaminé.

Cinq jours plus tard, un second enfant âgé de deux ans, dont la famille habitait le même immeuble, fut atteint d'une angine diphtéritique ; les fausses membranes gagnèrent rapidement le larynx.

Ces deux enfants, transportés à l'hôpital Trousseau, moururent au bout de quelques jours.

(1) Lu et adopté dans la séance du 5 août 1892.

D'autres cas, dont il ne m'a pas été possible de savoir le nombre exact, se développèrent dans les maisons voisines. Les personnes que j'ai interrogées m'ont toutes déclaré « qu'il était mort plus d'enfants qu'il n'en meurt d'habitude dans le passage, à la fin du mois de mars, et dans une partie du mois d'avril ; que tout le monde à ce moment parlait de mal de gorge et de croup ; qu'un certain nombre d'enfants qui avaient été atteints, soignés chez eux ou à l'hôpital, avaient guéri » ; on n'avait entendu parler d'aucune mesure destinée à prévenir la propagation de la maladie. Le plus souvent en effet, aucune désinfection n'a été faite ; ou a continué d'habiter les pièces et les appartements contaminés, comme si rien ne se fût passé ; dans d'autres cas, les mesures de désinfection ont été si sommaires, qu'on peut les considérer comme nulles. — Voici, entre autres choses, ce qui a eu lieu au n° 22 du passage Saint-Bernard : un enfant est pris et succombe, on ne désinfecte pas. Dans les jours qui suivent, deux autres enfants sont atteints de diphtérie : le premier l'avait été à la suite d'une rougeole, les deux autres étaient, au contraire, bien portants. Deux meurent, l'un à Trousseau, l'autre dans sa famille. On a fait dans les pièces occupées par les malades un simulacre de désinfection au moyen d'un prétendu liquide purificateur.

Au n° 9 du même passage, deux enfants sont pris presque en même temps et succombent ; les habitants de la maison, effrayés, font faire à leurs frais une désinfection complète, rationnelle des pièces contaminées et de l'immeuble lui-même ; ils gardent, autant que possible, leurs enfants chez eux, et se dispensent des visites inopportunes dans les milieux contaminés ; il n'y eut pas un seul autre cas.

Malheureusement, on ne tient guère compte des exemples

les plus démonstratifs ; il faut dire qu'on ne les connaît pas toujours.

Au n° 20 du passage de la Forge-Royale deux enfants sont enlevés par une angine diphtéritique à forme infectieuse ; — au n° 12, un garçon de 14 ans est pris de la même manière, et conduit à l'hôpital Trousseau où il succombe ; sa mère a été contaminée.

Il est démontré que, par l'isolement et la désinfection appliqués à temps, on peut enrayer les épidémies presque du jour au lendemain ; j'en ai donné des exemples caractéristiques lors des enquêtes que j'ai faites notamment rue de Boutebrie.

Mais il faut que la désinfection mérite véritablement ce nom ; il faut qu'elle soit sérieuse, complète et surveillée par l'Administration. Il faut suivre à la lettre les précautions indiquées par le Conseil, et surtout faciliter le transport des habits, linges, objets de literie aux étuves municipales ; il faut désinfecter les locaux soit par la sulfuration, soit surtout par le lessivage des murs et planchers avec une solution de sublimé.

Je répète ce que j'ai dit bien des fois : la diphtérie est une des calamités de notre latitude et particulièrement de la ville de Paris. Il y a des différences entre la diffusion et l'intensité des épidémies ; mais il est incontestable que la maladie est en progrès, qu'elle augmente de fréquence, que les cas deviennent de plus en plus graves. Tous les médecins avec lesquels j'ai eu occasion de me trouver en rapport ont fait les mêmes constatations.

Les circonstances me paraissent assez redoutables pour légitimer des mesures d'exception. Une des grandes difficultés pour les appliquer, c'est qu'on ne sait ni quand, ni

comment éclatent les épidémies. Dans un quartier popu-
leux, il y a plus de décès que d'habitude : on s'émeut, on
parle de croup, mais personne ne songe à prévenir l'Administration. Le premier cas se montre le 20 mars ; elle
est prévenue le 5 ou 6 mai, accidentellement, parce qu'un
officier de paix, venu pour affaire de service dans le passage Saint-Bernard, apprit qu'il y avait là de la diphtérie.

Je sais bien que les commissaires de police signalent les
cas de maladies contagieuses qui arrivent à leur connaissance ; je sais que les directeurs des hôpitaux sont tenus de
faire une semblable déclaration ; mais il en échappe toujours.

J'arrive à une dernière question souvent soulevée soit à
l'Académie de médecine, soit ailleurs, c'est la déclaration
obligatoire par les médecins des cas de maladies contagieuses qu'ils traitent. La question du secret professionnel est
en cause, dit-on ; mais j'estime, que si respectables que
soient les susceptibilités des praticiens, ils pourraient être
relevés du secret professionnel, en matière de prophylaxie
des maladies épidémiques. Le préjudice causé aux intéressés eux-mêmes par la divulgation ne saurait en aucun cas
être comparé à celui dont les menace l'absence de toute
mesure de désinfection, la maladie pouvant faire un retour
en arrière, et atteindre certains membres d'une famille
qu'elle a épargnés une première fois.

II

Une lettre du Dr Eloy, médecin-inspecteur des écoles de
la ville de Paris (1re circonscription du 17e arrondissement)
datée du 7 décembre 1892, signalait plusieurs cas de diph-

térie parmi les enfants du groupe scolaire St.-Ferdinand
et Péreire. Presque tous les sujets atteints habitaient un
immeuble situé au n° 18 de la rue Brunel.

Voici les renseignements que je pus obtenir sur cette petite épidémie (1).

Le 20 juin, le jeune T... âgé de 6 ans, élève de l'école
St-Ferdinand, était atteint d'un croup d'emblée et succom-
bait au bout de 6 jours sans qu'on eût fait la trachéotomie,
il a été impossible de savoir quelle fut l'origine de ce cas.

Dans la même maison, sur le même carré, un 2ᵉ enfant,
âgé de 8 ans, était pris d'angine diphtéritique 1 mois plus
tard (20 juillet) ; sa maladie se termina au bout de 7 jours
par la guérison.

Le 1ᵉʳ aout, le jeune Emile L... âgé de 4 ans et 1/2,
fils de la concierge, est ramené de la campagne chez ses
parents. Il est atteint d'angine diphtéritique le 8 ; le mal se
propage au larynx et il meurt le 15 ; cette fois encore la
trachéotomie ne fut pas faite. Peu de jours après une fillette d'une maison voisine, fréquentant l'école Péreire, est
morte d'angine diphtéritique. Cela fait en tout 4 cas :

1 croup d'emblée suivi de mort ;

1 angine diphtéritique suivie de guérison ;

1 angine diphtéritique propagée au larynx et suivie de
mort ;

1 angine diphtéritique également suivie de mort.

Dans deux, la trachéotomie était indiquée ; elle aurait
peut-être sauvé les malades si on l'eut faite assez tôt ; on
n'y a pas eu recours, probablement à cause des mauvaises
conditions dans lesquelles ils se trouvaient.

Les locaux où ils avaient été soignés ont été désinfectés

(1) Rapport lu dans la séance du 18 décembre 1892.

avec la solution de sublimé par les soins du commissaire de police ; la literie, les linges et les vêtements ont été portés à l'étuve à vapeur sous pression. La désinfection qui paraît avoir été méthodique et complète chez les deux premiers malades, fut vraisemblablement insuffisante dans la loge de la concierge, car le 4 septembre, vingt jours après le décès de son enfant, cette personne fut prise d'une angine diphtéritique qui n'était pas terminée au moment de ma visite.

Le premier cas, celui du jeune T... ne semble pas avoir été contracté à l'école, aucun enfant de celle qu'il fréquentait ne présentait de maladie ressemblant même de loin à la diphtérie. Le médecin-inspecteur exerce la surveillance la plus attentive. Mais il y avait quelques cas dans une rue voisine de la rue Brunel et c'est probablement là que T., avait pris son affection.

Je n'ai pu obtenir de renseignements à propos de la fillette de la rue Péreire.

Ces faits confirment ce que j'ai eu l'occasion de signaler tant de fois. La diphtérie est extrêmement grave mais sa gravité augmente encore lorsqu'elle frappe les enfants des familles pauvres, parce qu'on tâtonne au début du traitement, parce qu'on appelle le médecin trop tard, parce qu'on veut à toute force traiter les petits malades à domicile, où une intervention chirurgicale est toujours difficile et souvent impossible. Il faudrait les transporter à l'hôpital lorsque leur force de résistance n'est pas épuisée et que l'imminence d'une terminaison fatale ne réduit pas à néant les ressources suprêmes de la thérapeutique.

La visite que j'ai faite à la rue Brunel m'a montré des conditions bien peu favorables au traitement, mais exceptionnellement avantageuses pour la propagation.

La concierge atteinte de la maladie était assise dans sa loge : il y a avait du feu dans la pièce et il y faisait une chaleur étouffante. Elle s'acquittait avec un zèle à toute épreuve des devoirs de sa charge, répondait aux arrivants, recevait bien ceux qui voulaient entrer chez elle, enfants ou adultes, et causait volontiers avec eux. Elle ne souffrait pas, donc elle n'était que peu ou pas malade, bien qu'elle eût des fausses membranes sur les amygdales. Je parvins difficilement à lui persuader de se coucher dans une seconde pièce attenante à la loge ; je fus même obligé de faire appel à la légitime influence de son mari pour obtenir ce résultat. Je prononçai timidement le mot hôpital, il me parut inutile d'insister, tant la protestation qu'il souleva fut vive.

Ainsi, voilà une maison contaminée, imparfaitement désinfectée, dont l'entrée est dangereuse. Il suffit pour un enfant d'un séjour de quelques instants dans la loge pour qu'il y contracte la diphtérie ; or, rien absolument ne renseigne sur le péril ! On est mieux organisé en police vétérinaire ; il suffit que la fièvre aphteuse règne dans une agglomération rurale pour que des pancartes placées au carrefour de chaque chemin l'indiquent aux arrivants. La loge d'une maison est contaminée, rien ne le dit ; tant pis pour les enfants qui séjournent dans le milieu infecté ! Je répète donc : *Cave Janitorem*.

Il est difficile de mieux montrer combien notre législation est défectueuse. Il y a des articles du code qui règlent la mitoyenneté et l'écoulement des eaux ; tout ce qui touche à la propriété est sacré ; ce qui touche à la vie humaine l'est moins. Qu'un, deux, trois enfants prennent la contagion dans la loge d'un concierge, que la maladie aboutisse à une terminaison funeste, on s'apitoiera et ce sera tout. Quant aux bases d'une action juridique, je doute qu'on puisse les trouver dans le code.

Il faudrait frapper de ce côté-là. Depuis dix-huit ans que je suis membre du Conseil d'hygiène, j'ai vu des épidémies de rougeole, de scarlatine, de variole etc., partir de loges de concierges. Le propriétaire est responsable de son concierge, mais pas au point de vue sanitaire ; sans cela, nous aurions des moyens de coercition et de préservation bien autrement efficaces que nos circulaires.

Je demanderai au Conseil de proposer aux autorités compétentes l'adoption des mesures suivantes :

1.° L'orsqu'une maladie contagieuse éclate dans une loge de concierge, le propriétaire est tenu d'assurer immédiatement l'évacuation et la désinfection du local contaminé.

2° Si, vingt-quatre heures après l'avis de l'autorité compétente, des mesures satisfaisantes n'ont pas été prises par lui, elles le seront d'office par l'administration aux frais du propriétaire, sans préjudice de l'action juridique qui peut être engagée contre les conséquences des accidents imputables à sa négligence.

3° La déclaration à la mairie, par le médecin, de tout cas de diphtérie devrait être obligatoire comme pour le choléra.

A la suite d'une longue discussion à ce propos, le Conseil émit, sur la proposition de M. Linder, le vœu suivant :

Que la loi en préparation sur la police sanitaire soit votée dans le plus bref délai possible et que la dite loi ait pour base le principe de la déclaration obligatoire dans tous les **cas de maladies contagieuses.**

SCARLATINE

Épidémie dans un pensionnat. — Étiologie. —
Mesures de désinfection (1).

Chargé de faire une enquête sur une épidémie de scarlatine développée dans une commune suburbaine, je recueillis
les renseignements suivants ;

Le Pensionnat dont il s'agit est dirigé par des religieuses.
Il comprend une population de 54 élèves internes et un
nombre à peu près égal de demi-pensionnaires.

Le 25 février dernier, la scarlatine se montre en même
temps chez trois petites filles âgées la première de 5 ans, la
seconde de 6 ans et demi, la troisième de 7 ans. Toutes se
plaignent, dans le cours de l'après-midi, de mal de gorge,
de céphalalgie, de courbature, de nausées. On les envoie à
l'infirmerie et, le lendemain, l'éruption scarlatineuse était
très nette. Ces enfants couchaient dans des pièces différentes, mais elles étaient en rapport avec toutes les autres enfants à l'étude commune.

Le 28, deux nouveaux cas se montrent chez des fillettes
de quatre et de 7 ans.

Le 19 mars, sixième cas chez une petite fille de 12 ans
prise au début d'une épistaxis abondante et transportée à
l'hôpital des Enfants-Malades où elle est encore.

(1) **Séance du 17 avril 1891.**

Le 20, septième cas. La malade est actuellement en traitement à l'hôpital Saint-Joseph.

Le même jour, huitième cas chez une fillette de 14 ans ; celle-ci a eu une albuminurie scarlatineuse assez inquiétante. Lors de ma visite le 8 avril, elle était encore à l'infirmerie.

En somme, épidémie bénigne comprenant en tout 8 cas, dont aucun ne s'est terminé par la mort, et dont un seul a donné lieu à une complication assez sérieuse pour mériter la peine d'être mentionnée.

La maladie a paru se développer en deux assauts différents, séparés par une période d'accalmie.

Du 25 au 28 février, apparurent les cinq premiers cas.

Pas un seul nouveau cas ne se montre pendant les 18 premiers jours de mars.

Les trois derniers cas se développent le 19 et le 20 du même mois.

Je n'ai pu relever dans les particularités locales, ou dans les antécédents des malades, rien qui pût expliquer cette singularité d'évolution.

Les élèves ont été licenciées. Les objets de literie, les linges, les vêtements ont été désinfectés à l'étuve à vapeur sous pression ; les murs, les planchers, les meubles ont été lessivés avec une solution de sublimé au 2/1000ᵉ.

Depuis le 20 mars, il n'y a pas eu de nouveau cas.

D'où venait la scarlatine ? On pensa d'abord à un lycée voisin où elle sévissait à ce moment. Mais l'influence des courants atmosphériques pour le transport des germes scarlatineux n'est nullement démontrée. De plus, il n'y a eu de scarlatine dans aucune des maisons comprises entre les deux établissements. Il faut chercher une autre voie de propagation.

Le même docteur est à la fois médecin du lycée et de l'orphelinat. N'aurait-il pas pu transporter les germes d'un établissement à l'autre ? Cela paraît difficile à admettre. Ce médecin prend toutes les précautions que recommandent les hygiénistes modernes : après une visite à des malades atteints d'affections contagieuses, il se désinfecte aussi soigneusement que possible. Les visites sont faites avec des blouses isolantes analogues à celles qu'on emploie dans plusieurs hôpitaux et qu'il quitte au sortir de la salle. Du reste l'épidémie n'a pas éclaté chez les petites malades soignées à l'infirmerie. Celles qui ont été prises les premières n'avaient pas consulté depuis longtemps le médecin.

Reste une troisième hypothèse plus plausible qué les précédentes : la transmission de la maladie, dans le pensionnat, par une enfant, venant du dehors et déjà en puissance de scarlatine. En effet, le 23 février une enfant demipensionnaire cesse d'assister aux cours. On en demande la cause et on apprend qu'elle a la scarlatine. Il a été difficile de savoir au juste quels rapports avaient eus avec cette enfant celles qui furent prises ensuite. Pourtant un point est démontré, c'est qu'elles étaient restées plusieurs heures dans la même salle d'étude. La seule objection qu'on puisse faire à la notion étiologique que je viens d'indiquer, c'est que la scarlatine ne serait pas contagieuse à la période d'invasion. Pour admettre que les petites pensionnaires avaient été contaminées par l'élève du dehors, il faudrait supposer que la période d'incubation a été chez elle d'une brièveté étonnante. Mais, si la scarlatine est transmise plus rarement que la rougeole à la période d'invasion,

c'est que cette période est moins longue et en définitive rien ne prouve qu'elle n'est pas transmissible à ce moment-là.

On a des exemples de périodes d'incubation plus courtes que celles dont j'ai parlé. Une mère va voir une de ses filles atteinte de scarlatine en pension dans une ville voisine ; le lendemain sa seconde fille restée à la maison, qui n'avait eu absolument aucun rapport avec des scarlatineux la semaine précédente, se met au lit avec de la fièvre ; l'éruption typique se montre le surlendemain (Falator, *Traité des maladies contagieuses*, 1887). Du reste Trousseau a vu dans plusieurs cas la période d'incubation ne pas dépasser un ou deux jours.

Il y a donc lieu de supposer que la demi-pensionnaire a pris le germe du mal au dehors et que, dans les quelques heures qui ont précédé son éruption, elle l'a transmis à plusieurs de ses petites compagnes.

Nous ne voyons qu'une conclusion à tirer de ce fait : c'est que, comme la rougeole, la scarlatine est contagieuse dès son début. Comment ? Nous ne le savons pas encore. Ce fait implique la nécessité de prendre des mesures prophylactiques de très bonne heure.

On peut se demander pourquoi l'épidémie du pensionnat a été plus bénigne qu'une varicelle. A quoi bon se préoccuper de mesures souvent incertaines et toujours ennuyeuses !... Malheureusement la bénignité n'est nullement constante. Il est impossible, lors même que le mal a toujours présenté ce caractère, d'affirmer qu'il le gardera. En 1637, Sydenham déclarait que la scarlatine était si légère qu'elle méritait à peine le nom de maladie, et, quelques mois plus tard, le même médecin se trouvait en présence d'une épidémie dans laquelle il eut à traiter de nombreux cas mortels.

Trousseau raconte que Bretonneau n'avait pas perdu un seul scarlatineux de 1797 à 1822. En 1824, il observe une épidémie avec des cas de mort si nombreux que la gravité de la scarlatine fut cette année comparable à celle du typhus exanthématique et du choléra.

On ne peut jamais dire quel sera le caractère d'une scarlatine transmise ; on ne saurait dire, lorsqu'un certain nombre de cas bénins se sont montrés, que la maladie ne présentera aucune gravité en cas de diffusion. Il est donc rationnel et légitime d'employer, au début comme à la fin, tout ce qui peut prévenir cette diffusion.

LA VARIOLE

Mesures prophylactiques à prendre. — Revaccinations
dans les écoles municipales.

I

Monsieur le Préfet, j'ai l'honneur de vous adresser le rapport sur les « revaccinations dans les écoles municipales » que vous m'avez chargé de présenter au Conseil d'hygiène, conformément à une demande de M. le Préfet de la Seine (1).

La diminution de la variole dans les quinze premières années qui suivirent la découverte et la diffusion de la vaccine fut tellement prononcée qu'on pût espérer un instant la disparition rapide et définitive du terrible fléau. Grâce à cette idée, des administrations, et un grand nombre de sociétés particulières déployèrent un zèle au-dessus de tout éloge pour vulgariser et répandre la découverte de Jenner, contre laquelle il existait à ce moment d'inexplicables préjugés dans les classes populaires de presque tous les pays d'Europe.

L'une des meilleures mesures que l'on ait prise a été l'exigence d'un certificat de vaccination pour l'entrée des crèches, des salles d'asile et des écoles.

Malgré tout les espérances du début ne se sont pas réalisées, la variole diminue dans une sérieuse proportion, mais elle n'a pas disparu complètement. Cette persistance tient à deux causes : 1º A ce qu'un certain nombre d'individus ne

(1) Séance du 10 juillet 1891.

sont jamais vaccinés ; 2° A ce que beaucoup d'autres ne se font pas revacciner lorsque l'immunité conférée par une première vaccination n'existe plus depuis longtemps.

Les statistiques démontrent que les épidémies de variole frappent surtout des vieillards, des adultes et même des enfants de 8 à 15 ans ; il est rare que des sujets moins âgés, déjà vaccinés, soient atteints. Si l'on voulait arriver à diminuer d'une façon très considérable le nombre des cas annuels de variole en France, à prévenir les épidémies, il faudrait faire accepter par toute la population cette idée que l'immunité conférée n'est que temporaire (1), et que le seul moyen d'échapper sûrement à la contagion, c'est de se soumettre à des revaccinations périodiques.

A l'heure actuelle l'obligation de la revaccination et même de la vaccination n'est pas inscrite dans la loi ; il n'est même pas possible de prévoir le jour où elle le sera, car chaque fois qu'il en est question soit à l'Académie de médecine, soit dans les journaux il y a des protestations au nom de la liberté individuelle ; on émet même sérieusement des doutes sur la légitimité et l'efficacité des mesures proposées.

En présence de cette regrettable opposition, les gouvernements successifs, qui croyaient rencontrer l'unanimité absolue dans le corps médical et le public à propos d'une mesure hygiénique de cette importance, ont hésité et prescrit de nouvelles enquêtes. Les administrations, maîtresses de leur règlement intérieur et de leur discipline, ont appliqué chez elles des mesures qu'aucune loi n'autorise à prendre pour toute la population.

La diminution de la variole à Paris a été probablement la

____

(1) Consulter l'intéressante communication de M. Hervieux à l'*Acad. méd.*, Séance du 28 mars 1890 (*Bull. de l'Acad.*, p. 326).

conséquence de ces mesures ; le nombre des cas qui avait été de 227 en 1887, est tombé à 161 en 1888, à 75 en 1889 et à 71 en 1890.

Le chiffre des revaccinations dans les hôpitaux a été exactement de 36.502 en 1889 et de 35.128 en 1890 ; dans les lycées et collèges, il a été environ de 20 en 1889 et de 30.000 en 1890. A Paris, les compagnies des chemins de fer de l'Est, de Paris-Lyon-Méditerranée, la Compagnie du gaz, l'Administration des pompes funèbres ont établi la revaccination obligatoire pour leurs employés.

On ne saurait donc trop féliciter l'Administration municipale d'avoir adopté, pour ses écoles, il y a déjà quelques années, des mesures analogues.

II

L'article 2 du règlement actuellement en vigueur dans les écoles du département de la Seine dit :

« Lorsque l'enfant aura atteint sa 10e année, il devra, pour être maintenu dans l'école, être révacciné par les soins d'un médecin attaché à l'école et délégué à cet effet par l'Administration scolaire ».

Ce texte est formel ; il rend dans les établissements indiqués la revaccination obligatoire. L'adoption de cette disposition est trop récente pour qu'il ne reste pas encore quelques incertitudes à propos du mode d'application.

« Afin d'en assurer l'efficacité, disait dans sa lettre M. le Préfet de la Seine, et de faire en sorte qu'il n'en résulte aucun danger pour la santé des enfants, il me paraît indispensable que l'Administration municipale reçoive à ce sujet des instructions précises et techniques sur les conditions dans lesquelles l'opération doit être faite, sur les précautions dont elle doit être entourée, et enfin sur l'époque à laquelle elle doit être effectuée de préférence ».

Pour faire les revaccinations dans les conditions d'innocuité et d'efficacité demandées par M. le préfet de la Seine, il suffirait, je crois :

1° D'employer exclusivement le vaccin animal, conformément aux conclusions du rapport de M. Lancereaux, adoptées par le Conseil dans la séance du 26 décembre 1890.

On choisira pour la culture du vaccin des génisses robustes et absolument saines, et on prendra des précautions aseptiques rigoureuses.

2° Il sera bon d'adopter le procédé employé déjà à l'Académie de médecine et dans les services de l'Assistance publique, de faire l'inoculation directe de la génisse aux enfants ; la vaccination ainsi faite réussit toujours mieux.

3° De prendre pour cette petite opération toutes les précautions antiseptiques usitées en chirurgie et consistant surtout :

a) A laver préalablement à l'eau boriquée le bras à vacciner ;

b) A tremper, avant chaque revaccination, la lancette dont on va se servir dans une solution antiseptique (1).

4° Faire examiner les enfants à revacciner par les médecins-inspecteurs des écoles, qui verront s'ils ne sont pas

---

(1) On emploie actuellement dans les hôpitaux une solution d'oxycyanure de mercure à 1 partie pour 1, 500. C'est un antiseptique puissant qui attaque peu l'acier et qui n'altère pas d'une façon sensible le tranchant des instruments.

atteints de dermatoses, telles que l'eczéma et l'impetigo, exposant à la généralisation de la vaccine.

5° Revacciner tous les enfants de 10 ans.

La statistique a démontré que la variole est très-rare chez les enfants vaccinés qui n'ont pas atteint la dixième année ; qu'elle l'est moins chez les enfants de 10 à 15 ans.

Depuis l'adoption de l'article cité plus haut, on a fait 30.000 revaccinations dans les écoles de la Seine chez des enfants de 10 ans et au-dessus ; la proportion des succès a été de 15 à 25 0/0 ; c'est la meilleure preuve qu'on peut donner de l'utilité et de la légitimité de la revaccination à cet âge.

6° Les revaccinations se feront à la rentrée.

La rapidité du développement de la pustule est en quelque sorte directement proportionnelle à la température ambiante ; elle est donc plus marquée en été qu'en hiver, mais, malgré cela, la vaccine peut être efficace en toute saison.

Aucune époque de l'année ne semble prédisposer aux troubles généraux. Si j'insiste sur la nécessité de revacciner à la rentrée, c'est qu'à ce moment il arrive plus de nouveaux élèves qu'à un autre ; qu'il y a, par conséquent, plus d'individus sans immunité et plus de chance d'introduction du virus variolique.

Dès l'instant qu'une mesure d'hygiène publique a été adoptée, il est rationnel et juste de l'appliquer aussitôt qu'on le peut ; l'instant indiqué pour les écoles, c'est le jour même où elles reçoivent la plus grande partie de la population enfantine qu'elles auront pendant l'année.

LA STOMATITE ULCÉRO-MEMBRANEUSE

Epidémie dans un pensionnat. — La maladie est manifestement contagieuse. — D'où venait le premier cas ? — Mesures prophylactiques (1).

Chargé le 9 février dernier, d'étudier la gravité et les origines d'une épidémie de stomatite ulcéro-membraneuse qui venait de se déclarer dans un orphelinat situé à Neuilly, 3, rue Basse-de-Longchamps, voici ce que j'ai appris.

Jusqu'au 28 janvier, l'état sanitaire avait été excellent dans cette maison qui est bien située, bien tenue et renferme d'habitude une cinquantaine d'enfants.

Ce jour-là, une fillette de six ans présente une odeur fétide de l'haleine avec salivation abondante et gonflement de la joue droite ; le lendemain une autre est prise exactement de la même manière. On les amène toutes les deux dans mon service, à l'hôpital des Enfants-Malades, rue de Sèvres, où elles ont été traitées. Cette mesure, à l'aide de laquelle on espérait couper le mal dans sa racine, n'atteignit pas cet heureux résultat. Dans les cinq jours qui suivirent, six autres enfants furent prises. Lors de ma visite de l'orphelinat, le 10 février, je pus constater chez toutes l'existence de stomatites ulcéro-membraneuses à différentes périodes d'évolution.

(1) Lu dans la séance du 29 mai 1891.

J'ai noté les symptômes suivants chez les deux malades reçues et traitées dans mes salles.

La première était robuste et vigoureuse. En lui faisant ouvrir la bouche, on découvrait : 1° une ulcération à fond grisâtre sur le bord droit de la langue ; 2° une seconde ulcération du même côté, sur la face interne de la joue droite, commençant à la commissure labiale et s'étendant à 3 centimètres en arrière ; 3° une ulcération à fond rougeâtre, sur la gencive de l'arcade alvéolaire inférieure correspondant aux petites molaires du côté droit. Toutes les dents de la mâchoire inférieure sont ébranlées et déchaussées ; les ganglions sous-maxillaires des deux côtés sont tuméfiés et douloureux.

La seconde malade présente à peu près les mêmes phénomènes. Chez elle, les ulcérations siègent à la face interne de la lèvre inférieure et des joues ; de plus cette enfant, qui est d'apparence chétive, se plaint d'une douleur intrabuccale assez vive, entravant la mastication, et notablement aggravée par le froid et par le chaud.

Les autres fillettes restées à l'orphelinat ont présenté les mêmes symptômes ; fétidité de la bouche, salivation exagérée, ulcérations grisâtres de différents sièges, adénopathie sous-maxillaire. La religieuse qui a soigné plusieurs d'entre elles a cru remarquer que la maladie avait commencé sur la langue par une sorte de bouton.

Elle fut bénigne et disparut sans laisser de trace après 8 à 12 jours ; le traitement consista dans l'administration de 2 ou 3 grammes de chlorate de potasse à l'intérieur suivant l'âge.

Il fut facile de reconnaître immédiatement la vraie nature du mal et de découvrir la manière dont il s'était propagé.

On avait affaire à une affection relativement fréquente des internats, des casernes, des maisons de détention, qu'on appelle la stomatite ulcéro-membraneuse ; il suffisait de constater les phénomènes objectifs pour que le diagnostic fût fait.

A partir du moment où cette stomatite est entrée dans l'orphelinat, elle s'est propagée par contagion directe, c'est-à-dire par le passage des germes pathogènes d'un sujet à un autre. Le mode d'invasion, la cessation rapide de l'épidémie à la suite de mesures très simples d'isolement me paraissent le démontrer.

Il est difficile au juste de dire comment s'est faite la contagion ; est-ce par l'atmosphère ambiante, par contact direct, par les objets servant dans l'alimentation ? Je n'oserais affirmer qu'une seule cause a été effective à l'exclusion des autres. On sait combien les enfants de cet âge sont affectueux ; le règlement leur interdit les baisers, l'échange des cuillers, des fourchettes, des timbales ; malheureusement les surveillantes ne sont pas toujours là, et il est des règlements scolaires comme des mesures de police : le nombre des infractions est inversement proportionnel au nombre des agents chargés de les faire exécuter.

Je serais disposé à accorder la plus forte part aux échanges de timbales et de couverts. Depuis qu'on a supprimé dans l'armée l'usage de la gamelle en commun, les épidémies de stomatite ulcéro-membraneuse sont devenues plus rares. On en a vu dans des chambrées où plusieurs hommes avaient bu à une même cruche. Qu'importe, du reste, le mode de contamination ! Un point me paraît indiscutable c'est que la maladie a été propagée dans la maison par la fillette touchée la première. Où et comment l'avait-elle prise ?

Je me suis posé cette question sans pouvoir y répondre complètement. Il y a vingt à vingt-cinq ans, on eût été plus affirmatif; à chaque instant, dans les monographies on voit revenir les mots : encombrement, aération défectueuse, nourriture insuffisante, misère physiologique etc. Il semblait que si ces conditions se trouvaient réunies, ne fut-ce qu'une minute, l'épidémie éclatait comme un coup de foudre.

Nous n'avons plus la même conception des maladies infectieuses et nous admettons qu'elles ne se produiront jamais, si favorables que soit au développement des germes pathogènes les conditions du milieu ambiant, si ces germes n'existent pas. D'où venaient ceux qui ont contaminé l'orphelinat de Neuilly ?

Il n'existait aucune épidémie dans le voisinage ; il était impossible d'incriminer le lait puisqu'on n'en buvait jamais, m'a-t-on dit, dans l'établissement ; tout ce que j'ai pu apprendre, c'est que parmi les enfants venus du dehors en visite, un avait la mâchoire inférieure entourée d'un mouchoir. Etait-ce pour une affection de la muqueuse buccale ou une fluxion dentaire ? Personne ne le savait. La maladie est venue du dehors, j'ignore par quelle voie.

C'est une affection spécifique produite par le dépôt de la végétation de micro-organismes pathogènes sur la muqueuse buccale. Les conditions du développement, le mode de propagation, les phénomènes cliniques eux-mêmes l'indiquent. Les recherches bactériologiques faites jusqu'à ce jour, sans être décisives, sont en faveur de la même idée. M. Pasteur frappé par l'abondance des spirilles rencontrées à la surface des ulcérations, crut un instant que ces spirilles étaient les véritables germes pathogènes ; les cultures réussirent, mais les tentatives d'inoculation sur des lapins échouèrent.

MM. Jules Bergeron et Netter sont arrivés aux mêmes résultats ; ils ont vu de nombreux parasites à la surface des ulcérations ; les inoculations n'ont rien donné. Plus récemment Frühwald aurait trouvé un bacille particulier qu'il a pu cultiver ; les cultures répandaient une odeur fétide analogue à celle de l'haleine des malades. Deux souris furent inoculées ; l'une succomba après deux heures, l'autre après 6. L'inoculation faite directement sua la gencive de deux lapins produisit des foyers de rougeur sans ulcération.

Ces recherches sont encore peu décisives.

La stomatite ulcéro-membraneuse est contagieuse et, comme toutes les maladies du même ordre, elle menace particulièrement les individus à prédispositions locales.

Ces notions dominent toute la prophylaxie. Un individu, enfant ou adulte, en est atteint, il se trouve dans un milieu renfermant beaucoup de gens à peu près du même âge que lui ; les conditions sont excellentes pour le passage des micro-organismes de sujet à sujet. Puisque nous ne savons, pas comment et quand a lieu ce passage, nous n'avons qu'une chose à faire : isoler dès que la maladie est reconnue ; plus l'isolement sera précoce, plus on aura de chance de prévenir la diffusion.

Une hygiène buccale bien comprise me semble également utile : collutoires fréquents, alcalins ou acides suivant l'état de la salive, enlèvement du tartre s'il y en a, soins du système dentaire, à cela se résume la pophylaxie individuelle.

LA STOMATITE APHTEUSE

Cas nombreux aux Enfants-Malades dans le cours des mois de novembre et décembre 1890. — Les malades viennent de quartiers dont les vacheries sont très éprouvées par la fièvre aphteuse. — Rapport étiologique des deux maladies (1).

Au cours des mois de novembre et de décembre 1890, j'ai eu l'occasion d'observer dans mon service, à l'hôpital de la rue de Sèvres, plus d'enfants atteints de stomatite aphteuse que je n'en observe d'habitude.

Les petits malades venaient de la rue Saint-Jacques, de la rue d'Allemagne, de Levallois-Perret et Boulogne-sur-Seine. A ce moment la fièvre aphteuse sévissait sur les bêtes à cornes des environs de Paris, surtout du côté de Boulogne-sur-Seine. Les données statistiques suivantes qui, m'ont été obligeamment fournies par M. Bezançon sont instructives.

Du 17 au 30 novembre :

6 vacheries ont été contaminées à Boulogne-sur-Seine.

Du 2 décembre au 5 janvier 1891 :

1 a été envahie à Bobigny ;

1 à Boulogne ;

2 à Levallois-Perret ;

6 à Paris (rue Saint-Sébastien, rue Cardinet, rue d'Allemagne, rue Nicollet, rue de Flandre, rue Saint-Jacques.

(1) Lu dans la séance du 2 octobre 1891.

Un bon nombre de mes malades venaient des quartiers indiqués. Trois de ces enfants amenés de Boulogne avaient été alimentés avec le lait des vaches contaminées. Chez deux autres, dont les parents habitaient la rue Saint-Jacques, la même particularité fut relevée. J'ai vu dans ces faits la confirmation d'une opinion émise, il y a près d'un siècle, oubliée, puis défendue de nouveau énergiquement depuis quelques années, à savoir : que le lait de vaches et de chèvres atteintes de fièvre aphteuse peut produire une stomatite aphteuse chez les personnes qui le boivent. Je me propose d'insister un peu sur ce point.

Certains médecins d'enfants déclarent la transmissibilité des aphtes extrêmement douteuse. Bohn (1) qui a traité la question dans une encyclopédie allemande estimée, la nie d'une manière formelle. Pour lui tous les cas cités ne représentent que des coïncidences ; il ne mentionne pas la propagation de la maladie de l'espèce bovine à l'espèce humaine.

La stomatite et sa lésion caractéristique, l'aphte, sont encore pour la plupart des pathologistes, le résultat d'une éruption herpétique ou d'une irritation locale, soit mécanique, soit chimique. Je ne veux pas rejeter cette étiologie, car il existe probablement des phlegmasies de la muqueuse buccale, accompagnées d'éruptions aphteuses de différentes espèces, mais parmi elles il y en a certainement une de nature infectieuse qui tient à l'absorption du lait de vaches affectées de fièvre aphteuse.

C'est en 1764 que le fait fut signalé pour la première fois,

______

(1) Stomatitis aphthosa in *Gerhardt Handbuch der Kinderkrankeiten*, 4ᵉ Bd., 2ᵉ abth., p. 32.

par un médecin occupant un modeste poste administratif en Moravie; il s'appelait Sagar.

Toutes les vaches d'un couvent de bénédictins furent atteintes de fièvre aphteuse. Les moines, dont le lait constituait en grande partie l'alimentation, furent pris d'une affection fébrile, avec éruption confluente dans la bouche; Sagar n'hésita pas à la rattacher à l'usage du lait des vaches infectées.

Ce fait, relaté dans une petite monographie écrite en latin, fut oublié pendant soixante ans; on n'en parla qu'après une expérience décisive faite en 1834 par trois vétérinaires prussiens, Hertwig, Mann et Villain; ils burent volontairement du lait de vaches atteintes d'une maladie épizootique régnante (la cocotte) et tous trois furent atteints après une courte incubation, de la fièvre et de l'éruption caractéristiques.

Les observations, les discussions, les expériences ont été rappelées dans deux travaux récents : une monographie faite par un dentiste de Paris, M. le docteur David (1) et un article sur les épizooties dû à MM. Nocard et Leclainche (2).

Le 3 avril dernier, M. Nocard est revenu sur cette question au Conseil d'hygiène à propos des conditions dans lesquelles on peut autoriser la vente des issues (langues et pieds) provenant des animaux atteints de cocotte.

Aux faits rapportés, je puis en ajouter un autre qui m'a été communiqué par un de nos regrettés collègues, M. Goubaux. Sa nièce habitant la province le prévint qu'un de ses enfants élevé au biberon avait une éruption aphteuse confluente dans la bouche. M. Goubaux écrivit au vétérinaire de la localité pour être renseigné sur l'état de la vache qui

(1) La stomatite aphteuse et son origine. *Arch. gén. de méd.*, 1887.
(2) *Encyclopédie d'hygiène et de médecine publique*, t. I, chap. VI.

fournissait le lait ; elle était atteinte de fièvre aphteuse. Plusieurs autres enfants furent contaminés à la même source.

M. Chauveau rappelait au dernier congrès international d'hygiène de Londres un fait qu'il a observé, il y a quelques années, dans un pensionnat de Lyon. Les élèves prenaient tous les matins du lait provenant d'une ferme voisine ; les vaches furent attaquées de fièvre aphteuse et présentèrent une éruption des trayons que l'on prit pour du cowpox. La plupart des jeunes filles qui buvaient le lait non bouilli eurent une éruption labiale vésiculeuse.

Dans un travail publié en 1888, Franckel se rallia franchement à l'opinion de ceux qui croient à la transmission par le lait ; il rapporta quatre nouvelles observations catégoriques recueillies chez l'adulte et chez l'enfant. Depuis lors, Weisenberg a défendu la même idée. Au mois d'octobre 1889, un des enfants de ce médecin se réveilla un matin dans un état de malaise un peu inquiétant ; il se plaignait de céphalalgie, de douleur dans les membres, d'un prurit violent, d'une fatigue générale et d'une soif intense. Dans la journée, T. 39°5, vomissements, diarrhée, frissons, tête brûlante, extrémités froides, langue saburrale, haleine fétide, rougeur et chaleur de la muqueuse buccale, pas d'éruption cutanée. La fièvre cesse au bout de trois jours et la rémission est suivie d'une éruption de vésicules blanchâtres sur la face interne des lèvres, la muqueuse génienne, les bords et la pointe de la langue. Plus tard, de nouvelles vésicules se montrent aux commissures labiales, sur la face intérieure de l'avant-bras, sur les doigts.

Les vésicules sont disposées comme une rangée de perles ; leur volume varie depuis celui d'une tête d'épingle à celui d'un pois ; leur contenu, d'abord clair et séreux, se troubla par la suite. Les vésicules des mains ont l'aspect de petites phlyctènes ; les lèvres gonflées et difformes se renversaient en dehors ; leurs mouvements étaient très-douloureux; salivation profuse, anorexie complète. Les vésicules se rompirent au bout de deux jours et il resta des surfaces érodées et saignantes très-douloureuses qui se comblèrent spontanément.

L'origine de cette affection n'a pas été nettement déterminée ; cependant Weisenberg fait observer :

1° Que le frère de cet enfant qui ne buvait pas de lait n'eut absolument rien ;

2° Que le lait consommé à l'époque de la maladie avait une saveur insolite ;

3° Que la fièvre aphteuse sévissait à ce moment dans la plupart des vacheries de Berlin.

Sur 5,876 enfants malades traités à sa policlinique, Monti a eu 587 cas de stomatite aphteuse à peu près également répartis d'après les sexes ; les chiffres suivants donnent les proportions d'après les âges (1).

Enfants au-dessous de 6 mois			10
—	à 6 »		2
—	à 7 »		4
—	à 8 »		12
—	à 9 »		11
—	à 10 »		19
—	à 11 »		11
—	à 1 an		290
— de 2 à 3 ans			106
A reporter			465

(1) *Ætiologie und Pathogenese der stomatites aphtosa.* (Archiv. fur Kinderk ; 1891.)

								Report	465
Enfants	de	3	à	4	ans	. . . .			45
—	de	4	à	5	»	. . . .			21
—	de	5	à	6	»	. . . .			21
—	de	6	à	7	»	. . . .			13
—	de	9	à	14	»	. . . .			22
						Total.			587

Le plus grand nombre des cas (359) a été observé chez des enfants de moins de deux ans, il y en a eu 106 de 2 à 3 ans, puis à partir de cet âge la fréquence a diminué. M. Monti n'a pas insisté sur ce fait ; il me paraît démontrer que la prédisposition maximum correspond à l'âge où le lait de vache entre pour la plus grande part dans l'alimentation.

L'auteur croit que la maladie se transmet seulement d'individu à individu ; c'est possible. M. Chaumier a publié il y a quelques années, quatre observations qui paraissent le prouver. Cette notion mise à part, M. Monti en est toujours à l'étiologie couramment acceptée ; il admet que la stomatite aptheuse peut être due au long séjour des matières alimentaires dans la bouche, à l'altération des sécrétions, à la production d'une substance toxique irritant la muqueuse, etc. J'ai dit ce que je pensais à cet égard ; mais de ce qu'il existe des stomatites aptheuses d'origines diverses, on ne peut pas tenir pour non avenus les faits authentiques et singulièrement probants qui montrent le passage de la maladie de l'espèce bovine à l'homme.

On ne sait pas quelle est à Paris la fréquence de ces contaminations ; le plus souvent, les enquêtes et les informations font défaut. Probablement elles ont lieu seulement dans le cas où le pis des vaches est intéressé, où le lait est mélangé, lors de la mulsion, au contenu des vésicules aptheuses.

Il est difficile de ne pas admettre qu'une maladie transmissible est d'origine parasitaire, mais il est également difficile, à propos de la fièvre aphteuse, de soupçonner quel peut être le parasite. Frankel a trouvé le staphylococcus pyogenes citreus de Passet et le staphylococcus de Rosenbach ; ni l'un ni l'autre n'ont rien de spécifique.

Est-il nécessaire de se préoccuper d'une phlegmasie locale, qui n'a peut-être pas plus de gravité que l'herpès des lèvres ? Est-on bien autorisé à demander et à provoquer la mise en vigueur de mesures prophylactiques ? Je le crois. Inutile d'aborder la question de protection économique et de police vétérinaire, elle est résolue. Chez l'homme, chez l'enfant en particulier, la bénignité n'est ni absolue, ni constante. Parfois la vie a été compromise, parfois les malades ont succombé. Demme a rapporté un cas de mort et Frankel en a cité 3 sur 4 observations. Rien ne dit que, dans des conditions que nous ne connaissons pas la maladie ne présentera point une gravité qu'il est difficile de soupçonner aujourd'hui. Il me paraît donc utile de prendre des précautions très simples, mais qui seront sûrement efficaces, si on les applique à temps.

Admettons que la fièvre aptheuse se soit développée malgré les règlements de police sanitaire. Dans une crèche, dans un pensionnat, on s'aperçoit que 2, 3, 4, 5 enfants sont pris, n'y a-t-il rien à faire ? Peu de chose : tâcher qu'ils ne se communiquent pas le mal les uns aux autres ; la prophylaxie est dans ce cas la même que pour toutes les maladies contagieuses. Les directeurs n'ont pas besoin de pousser une investigation du côté des vacheries où ils prennent leur lait. Les recherches de cette nature faites par les particuliers ne donnent jamais que des résultats négatifs. Qu'ils changent de vacherie ou fassent bouillir le lait, c'est plus simple.

CONJONCTIVITE ÉPIDÉMIQUE

Epidémie de conjonctivite muco-purulente dans une crèche. — Importance des mesures prophylactiques.

Chargé de procéder à une enquête au sujet d'une épidémie de conjonctivite muco-purulente à la crèche municipale de Pantin j'ai présenté au Conseil d'hygiène et de salubrité le rapport suivant dont les conclusions ont été adoptées dans la séance du 22 janvier 1892.

Cette crèche, ouverte seulement au mois de juillet 1891, grâce à l'initiative du maire de la commune, M. Pella, ne laisse rien à désirer au point de vue de l'hygiène ; elle contient 40 berceaux, qui ne sont pas toujours occupés. Les seuls admis sont des enfants encore au maillot ou ne dépassant pas quatre ans.

Un enfant de 22 mois, atteint d'une conjonctivite catarrhale, est admis le 1er septembre dernier sans hésitation, tant son affection oculaire semblait légère.

Celle-ci ne resta pas isolée ; les autres enfants furent successivement atteints. Ces cas furent heureusement bénins ; il n'y eut le plus souvent qu'un peu de rougeur conjonctivale accompagnée d'une sécrétion muco-purulente peu abondante ; dans aucun cas il n'y eut de granulations ; les enfants étaient pris au bout de 3 ou 4 jours. Il n'y eut pas de rechute ; pas une des petites filles de la crèche n'avait de leucorrhée ; la santé générale n'a jamais été troublée ; les enfants marchaient, jouaient comme d'habitude ; tous les malades furent soignés à la crèche. Leur affection dura de une à trois semaines.

Au moment du jour de l'an le docteur Regnard, médecin de la crèche, fit faire une désinfection complète ; les murs, les bancs, les tables furent lavés avec une solution de sublimé ; la literie fut portée dans une étuve à désinfection. Il n'y a pas eu de nouveaux cas, mais s'il s'en présentait, il faudrait fermer la crèche et n'admettre de nouveaux enfants qu'après examen préalable des yeux (1).

L'origine de l'épidémie a été une conjonctivite catarrhale bénigne ; je crois qu'il serait imprudent de compter qu'à l'avenir la maladie restera, comme cette fois, constamment bénigne ; les renseignements que j'ai recueillis m'ont appris que les conjonctivites catarrhale et purulente ne sont pas rares à Pantin chez les jeunes enfants ; il faudra veiller à ce qu'elles n'entrent plus désormais à la crèche.

Pour les enfants qui marchent, la transmission a lieu directement par les mains ; pour les jeunes on est obligé d'admettre ou un défaut de propreté des linges ou un défaut de soin des nourrices ; l'agent contagieux siège probablement dans les excreta humides et desséchés et il peut, à un certain moment au moins, être transporté par l'atmosphère.

Les conjonctivites catarrhales, purulentes, granuleuses, sont des maladies transmissibles dont il est indispensable de combattre la diffusion. Pour cela, il faut :

1° Fermer la crèche, l'asile ou l'école et ne les rouvrir qu'après la désinfection complète et méthodique des locaux et de leur mobilier ;

(1) A la fin du mois de janvier M. le Dr Regnard voulut bien m'avertir que toute trace d'épidémie avait disparu.

2° Isoler les enfants atteints, soit dans leur famille, soit dans des hôpitaux *ad hoc* ; il est bon de surveiller pendant quelques jours les enfants qui ne semblent pas contaminés ; les linges et les objets de toilette seront passés à l'étuve à désinfection ;

3° On examinera soigneusement les enfants que les parents veulent faire recevoir à la crèche, et on n'admettra ceux qui ont mal aux yeux qu'après leur guérison complète.

LA TUBERCULOSE

La tuberculose et les habitations ouvrières. — Les locaux dans lesquels ont vécu ou sont morts des phtisiques sont des foyers d'infection. — Nécessité de les désinfecter.
La tuberculose et les gares de chemins de fer. — Dangers du balayage
des quais au moment du départ des trains.

L'étude de la tuberculose, malgré les travaux dont elle
a été l'objet, est loin d'être complète. J'apporte ici quelques
documents relatifs à la transmission de cette redoutable
maladie et aux moyens de la prévenir. En premier lieu une
collection de faits montrant l'influence des habitations ouvrières sur le développement de la tuberculose (1), puis un
rapport sur les inconvénients qui peuvent résulter, pour les
voyageurs, du nettoyage des quais des gares de chemins de
fer, au moment du départ des trains (2).

I

Le 12 janvier 1892, M. le docteur Catuffe, médecin du
bureau de bienfaisance de la commune de Neuilly-sur-Seine,
attirait l'attention de l'administration préfectorale sur des
faits récents qui s'étaient passés dans deux immeubles, faits
qui militent avec beaucoup d'autres en faveur de l'infec-

(1) Rapport lu au *Conseil d'hygiène* dans la séance du 8 mai 1891 ;
communication au 2ᵉ Congrès de la tuberculose, séance du 8 août, 1891.
(2) *Conseil d'hygiène*, séance du 10 nov. 1892.

tion des locaux occupés longtemps par des tuberculeux et soulèvent nécessairement la question des mesures à prendre pour rendre à l'avenir ces locaux inoffensifs. Chargé de faire une enquête sur ce qui s'était passé, je me suis rendu à Neuilly, et accompagné de mon confrère M. Catuffe, j'ai visité les immeubles et pris des renseignements près des concierges et de plusieurs autres personnes. J'ai acquis la conviction que les faits relatés dans la lettre du 12 juin sont rigoureusement exacts.

« Dans un immeuble de la rue du Pont était venue habiter, en 1888, une famille composée de sept personnes. Au mois d'octobre dernier, un des fils, âgé de 20 ans, succomba à une pleurésie purulente tuberculeuse. Depuis ce moment, la phtisie a fait dans cette famille des ravages épouvantables et qui ne sont pas finis. Une fille de 19 ans, toujours bien portante jusque-là, crache le sang peu de temps après que son frère a commencé à tousser ; actuellement, elle présente encore des craquements pathognomoniques aux deux sommets. La mère, âgée de 44 ans, tousse depuis le mois de février ; elle a maigri, a des sueurs profuses nocturnes et des craquements au sommet droit. Son mari, âgé de 51 ans, est mort le 10 mai de tuberculose pulmonaire à marche aiguë ; il ne saurait ici être question de contamination conjugale, car depuis longtemps il existait une séparation effective entre le mari et la femme. Enfin, une autre enfant, une fillette de 8 ans, a des craquements aux deux poumons.

Ainsi, sur 7 personnes, 2 ont déjà succombé à la tuberculose et 3 des survivantes sont menacées probablement à courte échéance. Aujourd'hui qu'on parle de la dépopulation et de ses causes, on ne saurait trop s'occuper d'une maladie qui, en moins de 18 mois, anéantit presque complètement une nombreuse famille. Il faut dire que ces gens-là étaient peu résistants et parfaitement préparés pour recevoir le bacille tuberculeux.

Depuis trois ans qu'il les soignait, le docteur Catuffe avait eu l'occasion de constater à différentes reprises, chez plusieurs d'entre eux, des manifestations strumeuses : impétigo du cuir chevelu, adénopathies cervicales, kérato-conjonctivites phlycténulaires ; jamais cependant rien n'avait attiré précédemment l'attention du coté des poumons ; jamais aucun d'eux n'avait toussé ; ils étaient sans doute prédisposés à la phtisie, mais personne ne pouvait dire quand la maladie succéderait à la prédisposition, personne ne pouvait prévoir qu'elle frapperait avec une pareille rigueur cette malheureuse famille.

Quoi qu'il en soit, il résulte des renseignements qui nous ont été fournis par le docteur Catuffe que le même logement avait été précédemment occupé par une autre famille de tuberculeux. Une petite fille y avait même succombé, en 1887, à la phtisie pulmonaire. C'est probablement cette enfant qui avait contaminé le local pour la première fois.

Une seconde famille se trouve dans des conditions aussi déplorables que la précédente. Elle habitait également, il y a très peu de temps, un logement dans lequel était mort un phtisique deux ans auparavant. Le fils, âgé de 22 ans, est devenu tuberculeux ; le sommet de chacun de ses poumons est le siège d'excavations manifestes ; sa femme, âgée de 20 ans, actuellement enceinte de 7 mois, présente des craquements humides à l'un et à l'autre sommets.

Il est impossible, en présence de ces faits, de ne pas poser la question de l'influence du logement sur le développement de la tuberculose. Après le décès de son chef cette famille avait dû donner congé : or, au moment où M. Catuffe écrivait sa lettre, le logement qu'elle occupait était déjà loué par une famille de six personnes dont 4 enfants ; le plus âgé est dans sa onzième année. « C'est, dit notre confrère, une famille indigente que je soigne de temps à autre, mais qui jouit en somme d'une bonne santé. » Il est évident que la question de la nocuité du logement, de l'éclosion fatale de la tuberculose dans un milieu contaminé, n'est plus ici une question purement doctrinale et scientifique. Que deviendront les nouveaux locataires ?... Encore sous l'influence des catrastrophes dont il vient d'être témoin, M. Catuffe augure mal de l'avenir. « Cette famille », dit-il, « sera décimée par la tuberculose, si on ne prend pas les précautions nécessaires pour prévenir la dissémination du bacille tuberculeux.

Il me paraît certain que, parmi les reliquats laissés par un locataire qui a succombé à la phtisie, il faut compter les baciles tuberculeux. Partout, même au sein des familles aisées et soigneuses, il y a un peu de négligence dans les jours qui précèdent la terminaison mortelle d'une maladie, et on quitte souvent le plus vite qu'on peut le logement qui rappelle de tristes souvenirs.

Les poussières auxquelles se mélangent des bacilles provenant des crachats desséchés, c'est très probablement là le grand véhicule du contagium ; c'est par là que se fait l'infection du milieu.

M. Marfan a parlé d'un bureau dans lequel 14 employés sur 22 étaient devenus successivement phtisiques en quelques années ; on ne peut pas invoquer ici, pour tous les cas, des conditions hygiéniques similaires, des origines familiales ; le milieu fut, selon toute probabilité, le grand facteur de la contamination ; il s'y était fait comme une sorte de concentration bacillaire dangereuse, et tous ceux qui n'étaient pas spécialement réfractaires furent atteints.

Une conclusion nous paraît découler nécessairement de tout ce que nous venons de voir. Personne au monde n'est certain de posséder une immunité absolue et permanente contre la tuberculose. Les conditions qui président à la formation de la réceptivité sont obscures, de telle sorte qu'un individu qui aujourd'hui inspire, détruit et élimine le bacille, sans en avoir conscience, pourra devenir demain un excellent milieu de culture et prendra infailliblement la tuberculose.

Il y a donc danger d'habiter un appartement qui a donné asile à un phtisique. Plus la pièce est étroite, plus elle est mal tenue, plus les chances de contamination sont nombreuses. La désinfection est une précaution nécessaire. Voici ce que l'on a fait d'après les conseils du docteur Catuffe : on a nettoyé soigneusement et lessivé les planchers et les murs au bicarbonate de soude.

Les propriétaires n'ont pas voulu accorder autre chose. Cela valait mieux que rien, sans doute, mais c'était insuffisant. Il faudrait blanchir les murs à la chaux, sulfurer, laver les parquets avec une solution de sublimé.

Mais on n'obtiendra certes pas tout cela par la persuasion seule ; tant que de bons arrêtés n'interviendront pas, il n'y a rien à espérer.

Cette défiance est absolument justifiée par les faits. J'en ai donné plusieurs qui viennent à l'appui de la même thèse dans différents rapports. Dans celui que j'ai lu, à la séance du 20 novembre 1885, j'ai relaté le cas d'une famille habitant rue du Faubourg-Saint-Honoré ; elle n'avait aucune tare héréditaire, tous ses membres étaient robustes. Un fils, travaillant au dehors dans des conditions peu hygiéniques, devint tuberculeux ; sa mère, qui le soigna et coucha dans la même chambre que lui, le devint à son tour, puis son frère, un enfant de 18 mois.

J'ai emprunté cet autre fait à M. le Dr Seailles : un concierge meurt phtisique et est remplacé par un ménage dont le mari, qui avait présenté autrefois des accidents pulmonaires suspects, semblait guéri et robuste. A peine installé dans la nouvelle loge, tout reparaît et il succombe assez vite.

Les enquêtes faites à propos de ces différents malades laissent de côté plus d'un détail qu'il eût été bon de connaître. On n'est pas toujours renseigné sur les antécédents, le mode d'alimentation, le genre de travail, les habitudes hygiéniques ; celles-ci laissaient probablement à désirer dans tous les cas. La famille dont j'ai parlé en premier lieu, dans les derniers temps au moins, était d'une négligence extrême ; après qu'elle eut quitté son logement, il fallut enlever presque un tombereau d'ordures ; on était probablement resté plusieurs mois sans balayer. Mais rien ne dit non plus que ces habitudes ne dataient pas de loin, que la famille était plus propre, qu'elle avait des habitudes meilleures lorsqu'elle demeurait dans un autre logement.

Qu'on admette la prédisposition organique et même héréditaire ou les prédispositions accidentelles qui tiennent à une hygiène défectueuse, on ne se trouve pas moins en présence d'un fait capable de donner à réfléchir aux administrations. C'est qu'en réalité ces différentes causes n'ont commencé à produire leurs effets qu'à partir du moment où les personnes dont il a été question ont occupé un logement contaminé, où un tuberculeux, ayant pris la maladie au début, a été soigné dans la famille.

J'espère, Monsieur le Préfet, qu'on interviendra dans l'avenir, surtout si la démonstration commencée aujourd'hui est prochainement complétée ; si l'on fait appel pour cela au zèle et à l'activité des commissions d'hygiène, des médecins des bureaux de bienfaisance et de l'état-civil, mieux placés que personne pour relever les faits de contamination comparables à ceux de Neuilly. L'Administration préfectorale pourrait même faire un appel à leur obligeant concours et les prier de procéder à une enquête sur cette importante question.

En attendant que des mesures plus énergiques soient prises je crois qu'il serait bon de faire connaître ces faits à la population parisienne et de lui conseiller comme moyens prophylactiques de la tuberculose les précautions suivantes relatives à l'hygiène de l'habitation :

1° Il est dangereux d'habiter, sans qu'elle soit préalablement désinfectée, une pièce dans laquelle a vécu un phtisique ;

2° Plus la pièce est étroite, plus elle est sale, plus ceux qui l'habitent sont nombreux, plus elle est dangereuse ;

3° Pour désinfecter, il faut enlever le papier et le remplacer, ou mieux blanchir les murs à la chaux, faire des fumigations sulfureuses, gratter les parquets et les laver avec une solution de sublimé au 1000° (1).

(1) Ce rapport, adopté par le Conseil d'hygiène fut publié dans le *Bulletin officiel* municipal. Quelques jours après, je reçus un certain nombre de lettres de médecins habitant Paris ou la banlieue qui confirmaient la réalité des faits rapportés plus haut. Je crois utile de citer

N'ayant pu obtenir du Conseil d'hygiène un vote formel sur la nécessité de désinfecter les locaux habités antérieurement par des phtisiques, parce que, m'objectait-on, la population parisienne ne comprendrait pas cette nécessité, je revins sur cette question dans les termes suivants au deuxième congrès de la tuberculose (séance du 31 août 1891) :

« Dans un rapport que j'avais l'occasion d'adresser, dans le cours de l'année dernière, au conseil d'hygiène et de salubrité du département de la Seine, je citais des faits de transmission de la tuberculose dont on n'a peut-être pas, jusqu'ici, tenu suffisamment compte, au moins dans les règlements d'administration publique relatifs à la prophylaxie des maladies contagieuses.

Un phtisique vient à mourir dans un logement composé souvent d'une seule pièce ; la famille quitte ce logement ; on le met en location après avoir fait un nettoyage sommaire

les passages suivants d'une de ces lettres, parce qu'ils mettent bien en relief le rôle des crachats projetés sur les murs, puis desséchés sans perdre aucune de leurs propriétés nocives. « Visitez les phtisiques pauvres, spécialement ceux de la classe misérable, vous serez frappés, non seulement de la malpropreté générale de l'appartement, mais surtout, des murs littéralement couverts de crachats superposés, à toutes les périodes de dessication. Le mur qui avoisine le lit du malade est devenu son crachoir. Il a pour lui toutes sortes d'avantages ; pas de blanchissage, pas de vase à nettoyer, pas de mare gluante des crachats par terre et dans laquelle ont met les pieds si on se lève la nuit ; il suffit au malade de connaître la place du mur, et malgré l'obscurité il sait où lancer son crachat.... En somme la cause de l'infection des locaux, c'est le crachat des phtisiques, qui est un objet de répulsion pour tous, excepté pour le malade qui ne pense qu'à s'en débarrasser, et est devenu indifférent du lieu où il le rejette ». Dr Duprey, médecin du bureau de bienfaisance du XVIe arrondissement.

Le Dr Dubosquet-Laborderie m'a communiqué aussi quelques faits analogues.

ou même sans en avoir fait aucun. Un ou plusieurs membres de la nouvelle famille qui s'installe dans le local prennent un rhume. Ce rhume se prolonge et, parfois au bout de quelques mois, on s'aperçoit qu'ils sont bel et bien atteints de bronchite spécifique. Dans un certain nombre de cas, des enquêtes judicieusement faites par les médecins qui ont soigné ces malades ont démontré qu'ils ne présentaient aucune prédisposition héréditaire ou acquise à la tuberculose. Aucun de leurs parents n'était mort de la poitrine ; ils étaient robustes, bien portants, et n'avaient jamais remarqué qu'ils avaient une propension particulière à contracter des rhumes ; enfin les accidents dont ils étaient atteints n'avaient commencé qu'après leur arrivée dans le local contaminé. On pourrait admettre que ce local, souvent mal aéré et d'une propreté douteuse, était insalubre d'une façon générale, sans pourtant recéler de bacilles tuberculeux ; que le séjour dans un pareil milieu était, à lui seul, en diminuant la résistance des individus, capable de les rendre plus vulnérables, de les exposer à toutes les maladies transmissibles à n'importe quel titre, mais non à la contagion tuberculeuse. Des faits que j'ai observés paraissent nettement contredire une telle explication.

« Une loge de concierge, n'ayant absolument rien de commun avec un palais, est habitée successivement par des gens plus ou moins robustes, dont aucun ne devint poitrinaire. Un jour, le propriétaire prend un concierge phtisique qui meurt à son service dans le logement qu'il lui a donné ; celui qui le remplace, robuste, vigoureux, devient phtisique à son tour ; si la maladie l'épargne, parce qu'il passe une grande partie de son temps à travailler dehors, sa femme ou ses enfants sont touchés, ou, bien souvent, ils succombent. J'ai observé, je le répète, des faits de cet ordre ; j'en ai trouvé mentionnés dans les rapports des commissions d'hygiène des différents arrondissements de Paris, dans des relations que m'ont obligeamment adressées plusieurs de nos confrères des bureaux de bienfaisance. Ces faits sont de véritables expériences *in anima nobili*.

« On est obligé de tirer de ces faits la conclusion tirée de faits semblables qui ont été notés dans d'autres milieux, à savoir qu'une habitation dans laquelle a vécu un phtisique est une habitaiion contaminée ; qu'un individu bien portant, jusque là, sans prédisposition héréditaire ou acquise, sans tare organique d'aucune sorte, peut parfaitement y prendre le germe de la tuberculose.

« On sait aujourd'hui pourquoi et comment se fait l'infection : le bacille ne vit pas dans l'air, mais il persiste, pendant un temps dont on n'a pas jusqu'à présent déterminé la durée, dans les crachats, même desséchés, des tuberculeux. Imperceptibles, divisés, mélangés aux poussières de l'air ambiant, ils sont encore dangereux.

Malheureusement les conditions de conservation et de diffusion sont peut-être plus favorables dans les habitations ouvrières que partout ailleurs. Les loyers sont chers ; avec un salaire modeste et une famille nombreuse, on se loge où l'on peut, comme on peut ; un seule pièce à cubage d'air minime abrite quatre, cinq, six personnes, parfois davantage ; si modeste et si sommaire que soit le mobilier, il diminue encore l'espace ; c'est l'encombrement absolu. Plus est restreint le milieu dans lequel se disséminent les poussières bacillées, plus ces poussières sont dangereuses. Il faut ajouter à cela le manque de soins. Le phtisique crache un peu partout, dans la rue, dans son mouchoir, dans l'escalier, dans la pièce ; on ne fait pas un nettoyage à fond tous les jours, et quand on le fait, le plus souvent il n'est que superficiel ; il reste toujours des recoins qu'il est impossible de laver, dans lesquels le balai pénètre avec difficulté. Ce sont de vrais réceptables à bacilles.

« Je le répète donc : dans la population ouvrière et dans les grandes villes surtout, beaucoup de tuberculoses naissent par le seul fait de l'infection des locaux.

Des communications qui m'ont été faites par des médecins exerçant à la campagne m'ont prouvé que les paysans eux-mêmes n'échappent pas toujours à cette influence néfaste du milieu. Dans une même famille un, deux ou trois membres meurent phtisiques ; on regarde ceux qui restent avec compassion, tant on est persuadé qu'ils avaient en naissant le germe de la maladie qui doit les tuer prématurément. Ce sont des fermiers, leur bail est fini. Ils changent de maison, parfois de pays ; ceux qui ont survécu ne deviennent plus tuberculeux ; on en conclut que l'air de la première localité où ils vivaient ne valait rien, et que celui de la seconde était bon ; la vérité, c'est qu'en changeant de ferme, ils ont échappé aux chances de contamination qui les menaçaient. Ces chances ne sont pas aussi nombreuses qu'à Paris, mais elles le sont encore trop ; les paysans ont plus d'espace, un air plus salubre que les ouvriers des villes ; mais ils sont moins propres et apportent moins de soins encore dans le nettoyage des logements qu'ils habitent.

Est-il possible de modifier dans une certaine mesure cet état des choses, et de diminuer les dangers d'infection tenant aux locaux habités ? Je le crois. On ne peut cependant pas compter sur les malades eux-mêmes ; pour les amener à cracher comme dans les hôpitaux et certaines casernes, dans des vases préparés à l'avance et désinfectés avec un soin rigoureux, il faudrait commencer par leur dire que leurs crachats peuvent être nuisibles et les édifier plus ou moins complètement sur leur état, ce qui serait une mauvaise action. Je ne compte pas trop non plus sur l'entourage ; certaines personnes ont d'excellentes intentions, elles feront leur possible pour exécuter à la lettre les prescriptions administratives et suivre les conseils de leur médecin ; mais on ne modifie pas du jour au lendemain les habitudes de toute une population ; l'hygiène rationnelle et rigoureuse est surtout une affaire de temps. Puis il n'est peut-être pas bon de trop insister sur la notion aujourd'hui acquise de la transmissibilité de la tuberculose d'individu à individu. Les masses populaires ont parfois des façons singulières et brutales d'interpréter les données scientifiques. N'y aurait-il pas lieu de craindre que, le jour où tout le monde se dira : la phtisie est une maladie contagieuse, on n'arrive à croire que la contamination se produit avec une facilité extrême, d'une manière presque foudroyante, que tout phtisique est un individu extrêmement dangereux, dont il faut s'éloigner comme d'un pestiféré ?

Je ne compte pas sur l'initiative privée, mais je crois que si les admistrations le veulent sérieusement, elles peuvent obtenir des améliorations. Que faut-il pour rendre inoffensive, une pièce dans laquelle a vécu un phtisique ? Il faut la désinfecter, en remplacer le papier ou la blanchir à la chaux ; c'est une dépense relativement minime. Il me semble qu'on peut faire pour la phtisie ce qu'on fait pour le choléra, pour la diphthérie, pour la variole, etc. ; il me semble que lorsqu'un décès par tuberculose s'est produit dans un logement, on peut obliger le propriétaire à désinfecter ce logement avant de le louer de nouveau. Je crains bien qu'avec les lois existantes il soit difficile d'exiger la même chose dans le cas où les malades ont survécu. Malgré tout, je pense que le Congrès pourrait émettre le vœu :

Qu'à l'avenir, les propriétaires des locaux dans lesquels ont habité ou sont morts des tuberculeux soient tenus, par mesure administrative, à les faire désinfecter (1).

(1) Ce vœu a été émis sans contestation et sous la forme suivante : Les locaux dans lesquels ont habité ou sont morts des tuberculeux doivent être désinfectés par mesure administrative (*Congrès pour l'étude de la tuberculose*, 2ᵉ session, 1891, p. 796).

Dans le courant de l'année suivante, et sur mes instantes protestations, les membres du Conseil d'hygiène qui s'étaient montrés opposés aux mesures de désinfection administrative que je réclamais depuis deux ans ont fini par reconnaître la nécessité de ces mesures, qui sont appliquées aujourd'hui sur une large échelle et souvent même à la demande des familles.

S'il existait encore quelques doutes sur l'absolue nécessité de désinfecter rigoureusement les appartements dans lesquels ont vécu ou sont morts des tuberculeux, ils seraient vite dissipés par l'observation suivante que M. le Dʳ Ducor a lue récemment à l'Académie de médecine (Séance du 28 mars 1893).

Une famille composée de neuf membres vient habiter un logement occupé, *deux ans auparavant*, par deux tuberculeux. Tous s'étaient jusqu'alors bien portés. Au bout d'une année environ deux des enfants et leur mère présentaient des signes certains de tuberculose ; ils couchaient tous trois dans la chambre qui avait été celle des deux phtisiques.

Cette observation, qui ressemble à beaucoup d'autres du même genre antérieurement rapportées, présente cependant un intérêt particulier sur lequel il importe d'insister. M. Ducor, soupçonnant que la tuberculose pouvait résulter de la présence de bacilles desséchés sur les papiers de l'appartement, fit examiner des fragments de ces papiers par M. Dubief qui y découvrit des bacilles de Koch. Des inoculations furent faites dans le péritoine de deux cobayes avec une solution de ces papiers, les animaux succombèrent à une tuberculose généralisée.

Près de deux ans et demi s'étaient écoulés entre l'entrée de la famille dans le local contaminé et ces expériences. Il n'est donc pas douteux

II

Dans le courant du mois de juillet 1891, j'étais arrivé dans une de nos principales gares de Paris, une demi-heure environ avant le départ du train que je devais prendre. Je fus amené, par un détail banal du service, à des réflexions qui n'avaient rien de réjouissant. On balayait le quai d'embarquement ; il faisait chaud, on n'avait pas arrosé et, pour gagner les vagons, les voyageurs devaient traverser un nuage factice, épaissi, par chaque coup de balai de deux hommes d'équipe.

Je me demandais quelle quantité de bacilles tuberculeux absorberaient les personnes qui traverseraient ce nuage ; combien d'entre elles se trouveraient dans des conditions favorables à leur parfait développement ; autrement dit, combien prendraient le germe d'une maladie mortelle pendant un séjour de quelques secondes dans une atmosphère dangereuse.

Je dois l'avouer (1), M. le Préfet, je n'ai jamais espéré recueillir les données nécessaires pour résoudre scientifiquement, ces questions. Cependant si nous croyons l'analogie et l'expérience, il y avait des bacilles tuberculeux dans les poussières ; en effet il n'y a pas de jour de l'année dans lequel un ou plusieurs phtisiques ne prennent le chemin de fer ; ces pauvres gens crachent où ils se trouvent ; aucune mesure de désinfection n'est prescrite, et, en

que les bacilles tuberculeux desséchés gardent leur virulence beaucoup plus longtemps qu'on ne le croyait ; il est, par suite, absolument nécessaire de désinfecter avec soin les logements dans lesquels ont vécu des tuberculeux, même lorsque ces derniers sont morts depuis un espace de temps déjà long.

(1) Rapport lu dans la séance du 8 janvier 1892.

été surtout, on peut être certain, que des débris imperceptibles de crachats desséchés se mêlent aux particules orga-
niques ou minérales, constituant les poussières, et que ces
débris renferment des bacilles. Il est possible que la dissémination accidentelle dans un des coins des fréquentés de la
gare n'ait été funeste à personne, pourtant je crois qu'il ne
faut pas trop compter là-dessus.

Le dieu Hazard est un dieu aveugle et méchant qui veut
à l'humanité plus de mal que de bien. S'il nous amène à la
gare juste au moment où l'atmosphère devient périlleuse,
il n'est nullement certain qu'il nous fasse éviter le péril. Les
intéressés n'y songent guère. A force de parler de la transmission de la tuberculose, nous avons fini par faire pénétrer cette notion dans le grand public, mais il l'interprète
à sa manière. Si une personne, sur le point d'entrer dans un
compartiment, s'aperçoit qu'elle est exposée à avoir pour
compagnon de voyage un individu pâle, amaigri, hâve et
qui tousse, elle montera dans le compartiment voisin. Et
pourtant il est beaucoup moins dangereux de voyager à
côté d'un phtisique, que de respirer à pleins poumons des
poussières bacillées.

Quel est donc le remède au mal que nous venons de signaler ? Faut-il supprimer le balayage ! Je n'oserais pas demander à l'administration préfectorale d'intervenir dans ce
sens près des compagnies. L'application d'une pareille mesure aurait elle-même des inconvénients qu'il me paraît inutile d'énumérer.

Serait-on trop exigeant de demander :

1° Qu'en été surtout le balayage n'ait pas lieu au moment
du départ des trains ; qu'on profitât, pour le faire dans le
jour, de l'intervalle maximum de ces départs ;

2° Qu'au moment du balayage, on prît soin de fermer les portières et les glaces des wagons qui sont à ce moment dans l'intérieur de la gare ;

3° Qu'on arrosât avant de balayer, au moins quand il fait trop sec ;

4° Qu'on réunît autant que possible les poussières en tas susceptibles d'être enlevés, et qu'on évitât de les disséminer sur la voie, comme on le fait le plus souvent ;

C'est peut-être beaucoup demander, mais je crois que des modifications de service ayant pour résultat de prévenir l'inoculation de la tuberculose chez un nombre de personnes qu'on ne saurait apprécier, sont toujours indiquées et utiles.

Sur la proposition de MM. Proust, Nocard et Dujardin-Beaumetz, qui craignaient que la publication de mon rapport à l'*Officiel municipal*, n'effrayât la population parisienne, le Conseil décida qu'on en enverrait seulement une copie à M. le Ministre des Travaux publics. Celui-ci, — M. Yves Guyot — frappé des inconvénients qui pouvaient résulter pour les voyageurs des faits que j'avais signalés au Conseil, fit presque aussitôt (25 janvier) adresser la dépêche suivante à MM. les administrateurs des compagnies de chemins de fer :

« Messieurs, mon attention a été appelée sur les inconvénients que présente, pour les voyageurs, le balayage des quais des gares au moment des départs des trains, surtout en été. »

« Je vous prie de donner des ordres pour que le nettoyage des gares s'effectue dans l'intervalle maximum des départs et avec toutes les précautions nécessaires, c'est-à-dire en ayant soin d'arroser par les temps secs et de fermer les portières et les glaces des voitures en stationnement. Il conviendrait en outre, autant que possible, de transporter les poussières au dehors, au lieu de les répandre sur la voie, suivant une habitude existant dans certaines gares. »

« Je vous serai obligé de me faire connaître la suite que vous aurez donnée à la présente communication » (1).

(1) *Bulletin municipal officiel de la ville de Paris*, 12 février 1892.

TYPHUS

Épidémie de typhus exanthématique. — Cette maladie existe à l'état permanent dans un certain nombre de localités bretonnes. — Nécessité d'éteindre ces foyers par une rigoureuse prophylaxie, si l'on veut prévenir le retour de nouvelles épidémies.

L'île Tudy est une commune de la partie méridionale de la pointe du Finistère ; elle se trouve dans l'arrondissement de Quimper, à 20 kilomètres au nord-ouest de cette ville, dans le canton de Pont-Labbé, tout au fond de l'anse de Benadet. La population qui était en 1883 de 704 habitants, serait de près d'un 1000 aujourd'hui ; la plupart sont des pêcheurs, mal vêtus, mal logés, mal nourris et vivant dans une misère extrême.

Le premier cas de typhus exanthématique était signalé au mois de mai dernier, et devenait le point de départ d'une épidémie qui dura jusqu'au milieu d'août et frappa 84 sujets, dont 16 moururent. M. Thoinot a communiqué à l'Académie le 29 septembre 1891, une note brève mais très intéressante sur cette épidémie qu'il a eu l'occasion d'observer sur place.

Je n'insiste pas sur la description du processus ; c'est

(1) Rapport sur la communication de M. le Dr Thoinot faite à l'Académie de médecine et relative à une épidémie de typhus exanthématique observée à l'île Tudy (Finistère), lu dans la Séance de l'Académie le 19 janvier 1892 (*Bull. de l'Acad. de médecine*, 1893, p. 70 et suivantes).

celle qu'on trouve dans les livres classiques et dans la plupart des relations analogues. Ni le cycle fébrile, ni l'éruption ni la marche de la température, ni la forme du délire, ni le mode de début n'ont présenté de particularités dignes de remarques ; dans les cas mortels, la terminaison avait lieu du douzième au quatorzième jour ; chez trois malades que l'auteur put suivre au dernier stade, il y eut deux fois du coma, une fois un collapsus algide ; dans les trois cas, la température s'éleva considérablement à l'approche de la mort ; elle était une fois de 42 dégrés dans l'aisselle un quart d'heure avant l'issue funeste.

Il me paraît intéressant de signaler le mode d'apparition de la convalescence dans cette épidémie ; elle survenait brusquement sous forme de crise du douzième au quatorzième jour ; le malade se sentait mieux, l'agitation cessait, et depuis lors il marchait vers la guérison ; et cependant la température restait élevée ; elle ne s'abaissait que graduellement, malgré l'amélioration générale. Cette évolution n'est pas celle que suit habituellement la maladie. Voici ce que dit à ce propos M. le Dr Gestin qui l'a observée en 1872 et 1873 aux environs de Brest, et à l'obligeance duquel j'ai pu prendre connaissance du très remarquable rapport qu'il a rédigé sur elle (1).

« Ce qu'il y a de plus frappant, c'est que le délire et la stupeur, parfois les selles involontaires se prolongent deux ou trois jours après la défervescence, de sorte que l'état du malade reste en apparence aussi grave ». Dans les cas légers, l'amélioration était visible dès que la température s'abaissait. Ainsi, chez les malades de Rouissan qui ont

(1) *Epidémie de typhus de Rouissan et typhus exanthématique du Finistère*, 1878.

fait le sujet de ces observations, c'était le thermomètre qui donnait le premier indice d'un mieux prochain, tandis que l'aspect général restait inquiétant. Chez ceux de l'île de Tudy, les choses se passèrent tout autrement.

La convalescence, dans les cas favorables, s'est presque toujours établie brusquement, dit M. Thoinot, un bien-être manifeste succédant aux symptômes graves, et le malade passant de l'état typhoïde marqué au sommeil, la conscience parfaite, etc. Dans tous les cas, la convalescence est rapide; encore que l'affaiblissement général ne se dissipe que très lentement. La crise favorable s'est produite généralement du douzième au quinzième jour, mais jamais nous n'avons observé un abaissement thermométrique brusque correspondant au bien-être-accusé par le malade ».

M. Thoinot a fait plusieurs autopsies ; il a trouvé de la congestion hypostatique des poumons, de la tuméfaction et du ramollissement de la rate ; on a signalé les mêmes lésions au cours de toutes les épidémies. Le caractère contagieux du typhus exanthématique a été manifeste à Tudy comme partout ; la receptivité a été créée comme partout par les privations et la misère ; la transmission a été favorisée par l'encombrement.

« Le contact direct, l'approche du malade, ajoute M. Thoinot, telle a été, à Tudy, la condition invoquée de la transmission ; nous avons pu établir la filiation directe dans l'immense majorité des cas, et nous rapporterons ce fait capital : des quatre-vingt-deux malades indigènes, quarante-deux étaient membres d'une seule et même famille, la famille de la première malade. » Cette remarque semble confirmer une observation déjà faite par M. Gestin, à savoir que la communication ne se fait pas d'une manière rapide, presque instantanée comme parfois dans la variole, mais qu'elle exige ou des séjours répétés, ou une station relativement longue dans le milieu contaminé.

« Bien que le typhus, dit ce dernier auteur, soit essentiellement transmissible, il faut encore, pour que la contagion ait lieu, que le contact soit prolongé. J'ai remarqué que les personnes qui se bornaient à visiter les malades sans rester longtemps près d'eux, n'étaient que très rarement atteintes ; celles qui ont passé des journées et surtout des nuits à leur chevet ont été, au contraire, rarement épargnées. »

M. Thoinot croit que le contact direct est nécessaire pour la transmission. « Le germe semblable contenu dans les *excreta* des malades et l'éruption joue probablement un rôle majeur dans l'espèce. *Il faut entrer en contact avec le malade pour être atteint.* »

Il paraît résulter de là que la pièce dans laquelle est soigné un sujet atteint de typhus n'est pas dangereuse. Qu'après son évacuation, la désinfection du linge, de la literie, des habits, on peut l'habiter sans crainte. M. Gestin, qui avait constaté, lui aussi, la faible diffusibilité du contagium, était beaucoup moins affirmatif à propos de la manière dont celui-ci peut passer d'une personne à une autre ; il n'a pas osé dire, comme M. Thoinot, que le contact direct est le facteur indispensable. « Les typhiques créent autour d'eux une atmosphère miasmatique d'autant plus dangereuse pour eux-mêmes et pour les autres que leur nombre est plus grand, que l'appartement où ils sont est plus petit, que l'air y est plus confiné. »

Il serait imprudent d'admettre aujourd'hui comme définitive la doctrine de la transmission exclusive par contact direct et d'organiser la prophylaxie en conséquence. Des faits nombreux observés à Stockholm au cours de différentes épidémies qui ont régné d'année en année dans cette ville de 1870 à 1878, ont montré qu'il existe dans certaines conditions une infection vraie des locaux, et qu'un appartement dans lequel a été soigné un typhique est presque aussi dangereux qu'un autre dans lequel a été soigné un varioleux. Des faits mentionnés par le docteur Warfwinge ne permettent aucun doute. « Dans les maisons comme dans les navires, dit-il, le contagium s'attache aux murailles, aux meubles, aux habits ; il peut être aussi bien transporté avec ceux-ci que par les personnes contaminées. On a eu dans Stockholm, plusieurs cas de développement du typhus dans des familles installées depuis peu dans des locaux dont les derniers habitants avaient dû être transportés à l'hôpital à cause de cette maladie. Le poison se conserve longtemps après le départ du typhique, et une nouvelle explosion a lieu quand les circonstances deviennent favorables. Toutes les personnes habitant une maison de l'impasse Tjarhfostvar sont frappées du typhus à la fin de l'année 1870. Dans l'automne suivant, cette maison reçoit de nouveaux locataires, il se passe fort peu de temps avant qu'ils soient atteints eux-mêmes. Ainsi le contagium était resté latent pendant près d'un an (1). »

M. Warfvinge affirme presque que l'épidémie de cette année-là partit de l'immeuble indiqué, que ce fut un fait de reviviscence des germes qu'on n'avait pas songé à détruire. Il est possible que si l'on examinait de très près tout ce qui a rapport à l'endémicité du typhus exanthématique dans une région donnée, on découvrit plus d'un fait de cet ordre.

(1) *Om typhus exanthematicus*, Stockholm, 1880.

M. Thoinot ne s'est pas suffisamment préoccupé de ceux qu'il aurait pu rencontrer à l'île Tudy et aux environs ; c'est le reproche le plus sérieux que je crois devoir adresser à son travail.

Après s'être demandé où et comment était éclose l'épidémie, il répond : « Nous n'avons pu découvrir l'importation et nous avons soigneusement recherché, et sans succès, l'importation anglaise. Il nous semble que le typhus de l'île Tudy n'est qu'un épisode de plus, qu'un trait de plus marquant la réalité du fait établi par M. le Dr Gestin sur les bases les plus solides : *le typhus est endémique en Bretagne*.

Avec la conception étiologique de M. Thoinot qui fait jouer un rôle à peu près exclusif à la contagion, on ne peut comprendre l'endémicité que d'une certaine façon ; il n'est plus possible de parler autrement que comme de causes adjuvantes, d'une série de conditions auxquelles les auteurs accordaient naguère une importance exagérée, telle que l'encombrement, la misère, l'insalubrité des localités. Il faut admettre que le contagium typhique existe à l'état permanent en des points déterminés, et que, quand ce contagium est pris et porté par un individu dans un milieu favorable à sa transmission, comme l'île Tudy, une épidémie éclate.

Si l'on voulait établir une prophylaxie rationnelle et à longue échéance, si l'on voulait chasser définitivement de notre sol cette pyrexie d'un autre âge, c'est de ce côté qu'il faudrait diriger les enquêtes et agir. S'il y a des cas sporadiques, qu'on isole les malades dès qu'on les connaît ; si le linge, si les vêtements sont dangereux, qu'on les détruise ; si les immeubles contaminés sont placés dans de telles conditions qu'une désinfection efficace soit impossible, qu'on les exproprie et qu'on les brûle ; le typhus est une maladie assez grave en temps ordinaire pour nécessiter une prophylaxie draconnienne ; elle peut devenir épouvantable dans certaines conditions. C'était avec la dysenterie, une des calamités que redoutaient le plus les généraux du siècle dernier ; l'explosion du typhus dans un corps d'armée équivalait à plusieurs défaites ; il sévit en 1813, en 1814, avec la même rigueur sur les troupes françaises et les troupes alliées ; il a fait des victimes nombreuses dans la campagne de Crimée et même chez nous en 1870 ; des cas ont été constatés en dehors des départements bretons. « J'ai su positivement, dit M. Gestin, qu'à la fin de novembre 1870, le typhus avait été observé aux ambulances du camp de Conlie, et que plus tard, pendant l'armistice, on en avait constaté un certain nombre parmi les mobiles de Bretagne cantonnés à la Ferté-Macé. »

Heureusement que tout resta isolé. En sera-t-il de même à l'avenir ? L'expérience acquise dans la guerre turco-russe n'autorise guère à le penser. Je relève dans l'excellent article de notre savant collègue, M. le Dr Rochard (1), les lignes suivantes qu'il a empruntées à un Recueil de médecine militaire russe. « Jusqu'en 1873, 12,000 typhiques étaient entrés dans les hôpitaux de Jassy, autant à Fratelschi. Tous les hôpitaux de Bulgarie regorgeaient ; les trois lignes d'étapes entre les Balkans et le Danube en étaient couvertes. Devant Tschadelja, la garde seule avait 14,000 malades, la plupart typhiques, et enterrait 80 hommes par jour. Sur 200,000 malades évacués par la grande voie de la Roumanie et les lignes secondaires de Bourgas et d'Hirsova, c'est le

(1) *Dictionnaire encyclopédique*, article « typhus ».

typhus qui a fourni la plus large proportion des évacués, peut-être près d'une centaine de mille hommes, ce qui suppose que 50,000 hommes au moins ont succombé au fléau. Quand on songe que l'armée d'invasion est partie avec un effectif de 120,000 hommes, on est conduit à affirmer que cette armée a disparu tout entière sous les coups de l'épidémie typhique ».

En présence de pareils faits, on a bien le droit d'envisager avec terreur l'hypothèse de l'arrivée au point de concentration, en cas de mobilisation, d'un nombre considérable de réservistes et de territoriaux venus des foyers de typhus de la Bretagne. Il faut, je le répète, chercher sans relâche ces foyers. Il suffit, pour cela, de suivre à la lettre la méthode de M. Gestin. En 1872, on ne parlait guère de typhus en Bretagne ; la dernière épidémie qu'on eût observée à Brest remontait à 1758, et encore c'était une épidémie importée, qui ne se développa qu'après l'arrivée en rade de l'escadre de l'amiral Dubois de Lamothe. En 1870, un médecin de la marine détaché à Port-Louis, M. Gillet, est appelé à donner des soins à des malades atteints d'une fièvre épidémique qui régnait à Riantec, commune de 4,627 habitants du canton de Port-Louis, arrondissement de Lorient. Après avoir recueilli de nombreuses observations, fait quelques autopsies, il s'aperçut, qu'on avait affaire, non pas, comme on le croyait, à la fièvre typhoïde, mais au typhus. M. Gillet, qui relata plus tard ces faits dans sa thèse inaugurale, ne paraît malheureusement pas avoir songé à chercher d'où il venait. Le 4 septembre 1872, un quartier-maître entra dans le service de M. Gestin, à l'hôpital maritime de Brest ; après quelques jours d'observation, on reconnaît qu'il avait le typhus. L'enquête fait sur l'origine de sa maladie montra qu'il l'avait

prise à Rouissan près de sa femme qui en était convales-
cente ; qu'une épidémie de typhus exanthématique régnait
dans le village et que la première malade touchée avait été
une blanchisseuse de Kergrach ; tous les cas dérivaient directement de celui-là. Il était donc démontré que le typhus
exanthématique régnait aux portes de Brest, et qu'il n'avait
pas été importé par mer. Des renseignements puisés à différentes sources convainquirent M. Gestin qu'il avait d'autres
foyers ; des relations détaillées lui furent fournies par les médecins, par les maladies épidémiques qui avaient régné à
Saint-Renan, à Ploudalmaiseau, à Ploubanec, au nord de
Brest ; on avait dû évacuer les collèges de Lesneven et de
Pont-Croix à cause de fièvres qui ne ressemblaient guère à
la fièvre typhoïde ; les élèves avaient communiqué leur affection à ceux qui les soignaient, et de nombreux foyers secondaires avaient été créés de la sorte.

M. Thoinot a eu parfaitement raison de ne pas songer à
une importation anglaise ; il y a eu et il y a probablement encore assez de points envahis à proximité de l'île Tudy, pour
que la transmission ait pu avoir lieu ; elle n'est guère sépa-
rée de Riantec, la première localité dont M. Gillet a décrit le
typhus, que par l'arrondissement de Quimperlé ; il y a tout
au plus une dizaine de lieues jusqu'à Pont-Croix, et la maladie sévissait rudement dans cette ville et aux environs en
1887 et 1888, comme le démontrent deux Mémoires du
Dr Neiss (1) qui sont aux Archives de l'Académie.

Je relève dans la Note de M. Thoinot une mention très
intéressante et très capable de nous édifier sur la valeur des
mesures prophylactiques et thérapeutiques employées à l'île

____

(1) *Om Typhus exanthematicus*. Stockholm, 1880.

Tudy : « Nous n'avons jamais observé dans la convalescence les nombreuses complications — ou, pour mieux dire, infections secondaires — signalées par les auteurs : nous n'avons vu ni pyoémies, ni érysipèles, ni gangrènes, ni thromboses vasculaires, et peut-être cette absence d'infections secondaires, qui a été absolue, peut-elle être rapportée aux lotions antiseptiques que nous avons en règle générale, pratiquées chez nos malades ».

Cette opinion me paraît juste. Il est problable que si, à l'heure actuelle, tous les points du Finistère, du Morbihan et des Côtes-du-Nord dans lesquels il y a eu du typhus depuis le 1ᵉʳ janvier 1890 étaient connus, et que si des précautions rationnelles et énergiques étaient prises pour leur désinfection, les épidémies ne seraient plus guère à craindre.

J'ai cherché dans le travail de M. Thoinot quelques renseignements complémentaires sur un point spécial, l'évolution du typhus exanthématique chez les enfants. Nous ne connaissons pas la maladie à Paris, et nous ne pouvons apprendre que de ceux qui l'ont vue dans les milieux où elle sévit, si son aspect clinique et son pronostic présentent des modifications importantes suivant les âges.

La plupart des traités classiques des maladies des enfants ne disent presque rien sur ce point. Rilliet et Barthez, West, ne mentionnent pas le typhus. Steiner dit qu'il en a vu 2 cas. En 1868, Wegner en rapportait 6 observations recueillies par lui à l'hôpital des enfants de Stettin (1). Trois ans plus tard, Rautenberg étudie le typhus exanthématique du jeune âge à l'aide de 57 cas réunis par lui de 1868 à 1870

______

(1) **Zur Path. und Ther. exanthemat. Typhus.** *Jahrb. fur Kinderb.,* h. f., t. I, 1868, nº 35.

à Saint-Pétersbourg (1) ; Reimer se borne à enregistrer les lésions constatées dans 9 autopsies (2). Le seul travail un peu important est la monographie de M. Warfwinge renfermant une statistique de 349 cas recueillis à Stockholm pendant les années d'épidémie dont nous avons parlé (3).

Malgré tout, les données enregistrées dans les ouvrages de pathologie infantile les plus modernes sont encore bien vagues. Je relève les lignes suivantes dans Baginsky : « Les enfants sont atteints d'une façon relativement rare, surtout les enfants en bas âge ; ce fait, constaté maintes fois dans les épidémies, est contredit par Walbery qui a observé chez les enfants une forte prédisposition pour la maladie (4).

M. Thoinot dit peu de choses sur la fréquence d'après les âges. En jetant les yeux sur différentes statistiques, on est frappé dans presque toutes de la faible quantité des cas de typhus observés dans les premières années. Dans celle de Gillet recueillie à Riantec, il y a sur 553 cas :

44 enfants	de 0 à 10 ans
88 enfants et adolescents . .	de 10 à 20 »

De 20 à 30 la proportion reste la même, tandis que de 30 à 40 ans, le nombre des cas passe brusquement à 121.

Sur 2239 malades de tout âge Warfwinge donne :

de 0 à 5 ans	36 cas
de 5 à 10 ans	125 »
de 10 à 15 ans	188 »

(1) Ueber das Typhus exanthematicus bei Kindern. *Journal fur Kinderk.*, 1871.

(2) *Jahrb. fur Kinderheilk.*, f., t. X, 1876. p. 82.

(3) Om exanthematicus Tyfus hos Barn. *Nord. Med. Ark.*, B. IX, n° 9.

(4) *Traité des maladies des enfants*, Trad. Guinon et Romme, 1892, t. I, p. 185.

Pendant la période quinquennale suivante, le chiffre s'é-
lève à 226 : la proportion est sensiblement la même chez
les petits garçons et chez les petites filles.

Presque tout le monde est d'accord à propos de la bénignité du pronostic pendant les premières années de la vie.
« Les données des différents auteurs sont les mêmes sur ce
point, dit Warfwinge ; le pronostic semble particulièrement
favorable chez les enfants ; des 349 cas que j'ai traités, il
n'en mourut que 4 ; c'est une proportion de 1 0/0 ; elle
forme un contraste frappant avec la proportion de mortalité calculée par le total des cas et qui est de 18 0/0 ; dans
les 4 cas, la mort fut produite par des complications ou des
maladies consécutives ; chez deux malades elle eut lieu le
14e jour ; chez un, 30 jours et chez un autre, 87 jours après
le début de la maladie » Pasteur, Nuhmler, Ferini admettent
cette bénignité du typhus dans l'enfance. Theurkuf déclare
que la mortalité croît en proportion directe avec l'âge.

Je relève le pourcentage suivant, des différents auteurs
qui se sont occupés de la question :

Senner, 2 à 3 0/0

Steele, 4,4 0/0 avant 10 ans ; 5,1 de 10 à 15 ans.

Passauer, 0 0/0.

Marlagan, 2,50 avant 5 ans ; 2,16 entre 9 et 10.

Behse et Murchison, 7,5 à 17,6 avant 5 ans (proportion
moins élevée pour les enfants plus âgés).

Cette dernière exception ne saurait prévaloir contre la règle générale. M. Filatov (1) s'exprime ainsi à propos de ce
qu'il a vu à l'hôpital d'enfants de Moscou: « Dans l'immense
majorité des cas le typhus présente la forme abortive ; l'issue mortelle est très rare.

(1) *Maladies infectieuses aiguës des enfants*, t. I, 1885, p. 162.

Les choses se sont passées exactement de la même manière à l'île Tudy. « Chez les enfants et les adolescents, dit M. Thoinot, c'est-à-dire au-dessous de vingt ans, la maladie a été d'une extrême bénignité ».

Il est donc bien entendu que la caractéristique du typhus du jeune âge, c'est qu'il est beaucoup moins grave que plus tard ; par conséquent on n'observe presque jamais chez les enfants les symptômes formidables qui font redouter avec raison une issue funeste lorsqu'ils se montrent : l'affaiblissement des battements du cœur, la prostration, les symptômes cérébraux graves, le tremblement, le soubresaut des tendons, les contorsions spasmodiques des muscles de la face, la rétention d'urine, etc.

En somme, le travail de M. Thoinot est un document d'autant plus intéressant qu'il est relatif à une maladie qu'on ne voit guère et qu'on ne devrait plus voir du tout chez nous ; il a eu le mérite d'attirer de nouveau l'attention sur ce fait : qu'elle existe à l'état permanent dans un certain nombre de localités bretonnes ; cette seule constatation suffira, je l'espère, pour éveiller la vigilance de l'Administration et provoquer, dans le plus bref délai possible, la mise en vigueur de mesures prophylactiques.

Mon rapport était terminé, lorsque, grâce à l'obligeance de M. Monod, directeur de l'Assistance et de l'hygiène publique au ministère de l'intérieur, j'ai eu communication d'un document qui me permettra d'ajouter un épilogue.

C'est un rapport du Dr Pedrono, médecin des épidémies de l'arrondissement de Lorient, adressé au sous-préfet, le 25 décembre dernier. Il est relatif à une épidémie qui a régné au hameau de Kervran (canton de Port-Louis, Morbihan).

Cette épidémie a commencé le 19 août, et il y a malheureusement lieu de craindre qu'elle ne soit pas terminée.

Le typhus a frappé la famille d'un marinier composée de 10 personnes : le père, la mère, 7 enfants et un petit pâtre en service depuis quelque temps dans la maison. 10 personnes ont été atteintes ; la mère, âgée de cinquante-sept ans, est morte. Deux personnes étaient restées indemnes ; le père et un de ses fils, âgé de vingt et un ans. Ce dernier a donné ses soins aux trois premiers malades pendant les mois d'août, septembre et octobre. Comme il appartient à la classe de 1890, il est appelé au 62ᵉ régiment d'infanterie, à Lorient, le 11 novembre. En décembre il devient malade, et MM. les médecins militaires diagnostiquent un typhus exanthématique.

Cette épidémie dérivait directement de celle de l'île Tudy, et cette fois la filiation a été établie sans difficulté. Auguste Cado, l'aîné de la famille, était soldat à la 11ᵉ section d'infirmiers militaires ; il fut détaché à l'île Tudy pour donner des soins aux typhiques. L'épidémie terminée, il obtint une permission d'un mois et se rendit en conséquence dans sa famille ; le 16 août, il tomba malade ; il fut vu seulement le 19 par un médecin qui constata le typhus exanthématique, et transporté à l'hôpital militaire de Lorient le 28 août. Le 3 septembre, sa sœur fut atteinte.

J'ai dit que l'épidémie n'était peut-être pas finie ; le cas d'Auguste Cado, traité à l'hôpital militaire, est resté isolé ; on ne peut pas en dire autant d'un autre qui a été pris dans la famille Cado, celui du petit pâtre Evanno, âgé de dix ans. Cet enfant, atteint vers la fin de novembre, a été transporté chez sa mère, veuve avec quatre enfants, au village de Guerdro-Hélis, à 3 kilomètres de Kervran ; lorsque M. Pedrono le vit, au mois de décembre, il était à peu près guéri, mais une de ses petites sœurs, âgée de quatre ans, était atteinte d'une affection non encore caractérisée. Cette affection est singulièrement suspecte. Dans tous les cas, l'attention de l'Administration est éveillée, et il faut espérer que ces foyers seront les derniers et s'éteindront sur place.

GRIPPE

Prophylaxie de la grippe par l'huile de foie de morue.

Au cours de l'épidémie de grippe qui sévit dans l'hiver de 1891-1892, je fis à l'Académie de médecine (séance du 2 février 1892) la communication suivante que je crois utile de reproduire ici, parce que de nombreux faits ont depuis lors confirmé la réalité de ce que j'avais avancé :

Permettez-moi d'appeler votre attention sur un point d'hygiène qui a, malheureusement, à l'heure présente, un intérêt spécial d'actualité : la prophylaxie de la grippe.

Après des discussions assez nombreuses sur la nature et l'origine de la maladie, on est arrivé, à la suite de l'épidémie de 1889-1890 et au cours de l'épidémie actuelle, à deux notions qui semblent définitives, à savoir que la grippe est une maladie infectieuse, transmissible par contagion.

Jusqu'à présent, ces notions sont restées à peu près stériles, on n'en a presque pas tiré parti pour la prophylaxie; sommes-nous donc tout à fait impuissants pour prévenir la diffusion du mal? Devons-nous laisser l'épidémie évoluer sans tenter quelque chose pour limiter sa diffusion et diminuer ses ravages? Je ne le crois pas. Il me semble, au contraire, que c'est du côté de la prophylaxie et des mesures d'hygiène qu'il faut se tourner, si l'on veut prévenir de nouvelles catastrophes.

Il y a parmi les hygiénistes actuels nombre de gens par-

faitement intentionnés qui acceptent avec toutes ses conséquences une doctrine que l'on professa naguère au moment
des grandes épidémies de peste, et qui souleva plus d'un
conflit entre les administrateurs et la population. Ils veulent qu'on évite avant tout les émotions et les craintes, qu'on
rassure le public, qu'on lui fasse connaître seulement une
partie de la vérité, lorsqu'il est impossible de la dissimuler,
et encore qu'on la présente sous un jour atténué, de manière à ne jamais provoquer ni défiances, ni terreur. Cette
politique me paraît fâcheuse. Je crois qu'il vaut mieux procéder d'une façon plus rationnelle et plus radicale, et dire
pour la grippe ce qu'on dirait pour toute autre maladie de
même ordre : qu'elle règne épidémiquement ; que, malgré
sa bénignité habituelle, elle peut avoir dans des conditions
déterminées, un caractère très grave et qu'il est prudent de
prendre, pour se préserver de ses atteintes, les mesures
dont l'expérience acquise dans les épidémies antérieures a
prouvé l'utilité.

La grippe de 1891-1892 paraît moins grave que celle de
1889-1890 ; malgré cela, elle a élevé dans de sérieuses proportions le chiffre de la mortalité ; il faut espérer que l'acmé
est atteint ; que désormais, les conditions seront plus favorables ; que les cas seront moins sérieux qu'ils ne l'ont
été jusqu'à ce jour. On peut l'espérer, en tenant compte de
ce que l'on a vu dans les épidémies antérieures, mais il est
impossible de l'affirmer.

La cause prédisposante dont l'action est la mieux connue,
la plus manifeste, la moins douteuse, c'est le froid humide.

Il est bon, je crois, de le rappeler à la population, et de
l'engager à tout faire pour s'en défendre : se couvrir avec
soin, s'alimenter le plus substantiellement qu'on peut ; évi-

ter le surmenage, les courses au dehors pendant la nuit ou à une heure avancée de la soirée ; rester au lit plus longtemps que d'habitude ; prendre des boissons toniques chaudes en quantités modérées, voilà des précautions qu'il nous paraît bon et utile de recommander à chacun ; mais qu'il faut recommander surtout à ceux que la grippe frappe de préférence et qu'elle tue plus souvent que les autres lorsqu'elle les atteint. Dans cette catégorie, je fais rentrer les débilités de toute sorte, les tuberculeux, les cardiaques et les diabétiques.

La maladie infectieuse les menace de deux manières : elle peut les tuer soit directement, soit par ses complications, ou bien aggraver leur état en accélérant la marche de l'affection dont ils souffraient.

Il serait à désirer qu'à côté des précautions à longue échéance et banales dont je viens de parler, on possédât un agent spécifique dont l'action fût, sinon infaillible, du moins capable de diminuer sérieusement les chances d'invasion pour chaque individu. Cet agent, nous le cherchons, et je crains bien que nous ne le cherchions longtemps, car la plupart des spécifiques vantés jusqu'ici n'ont pas répondu à ce qu'on attendait d'eux. Il y a pourtant un médicament, dont on ne dit rien, auquel on ne paraît même pas songer et dont l'utilité, au point de vue prophylactique, me paraît réellement sérieuse : c'est l'huile de foie de morue.

Dans le cours de l'épidémie de 1890, j'en ai fait prendre d'une façon régulière et méthodique à trente enfants, dont le plus jeune n'était âgé que de dix à onze mois ; il n'y a pas eu un seul cas de grippe parmi eux ; plusieurs de leurs frères et sœurs qui ne prenaient pas d'huile de foie de morue en furent atteints. J'ai fait aussi des observations analogues chez un bon nombre d'adultes et de vieillards. Les effets de l'huile de foie de morue chez ces derniers sont étonnants. Il y a une douzaine d'années, il y eut, comme toujours à Paris, un assez grand nombre de grippes ; quelques-unes furent très graves ; j'en ai même vu qui eurent des terminaisons mortelles. Comme il n'y eut pas d'épidémie à proprement parler, on s'en inquiéta beaucoup moins qu'à l'heure actuelle. Je soignais un vieillard depuis longtemps d'un catarrhe bronchique avec poussées hivernales. Je lui fis prendre de l'huile de foie de morue, et, durant tout le cours de l'hiver, il n'eut presque pas de toux ni d'expectoration ; dans les hivers qui ont suivi, la même mesure prophylactique a eu des résultats également favorables (1).

Dans l'épidémie actuelle, je n'ai eu jusqu'à présent qu'un seul cas de grippe chez mes malades que j'ai mis systématiquement à l'huile de foie de morue. Celui qui a été pris était un tuberculeux sur lequel la grippe a été, du reste, assez bénigne.

Je fais prendre, aux enfants, une, deux, trois, ou même quatre cuillerées à café ; aux gens plus âgés, deux ou trois cuillerées à soupe : je recommande le milieu du premier déjeuner, de manière qu'en se mélangeant aux aliments, l'huile n'apporte aucun obstacle à l'action des glandes de l'estomac ; administrée de cette façon, elle est bien supportée, et ne provoque ni dégoût, ni vomissement.

(1) J'ai donné des soins, jadis, à deux vieillards qui vécurent l'un 89 ans, l'autre 92 ans. Ils prirent, chaque hiver, pendant de longues années, de l'huile de foie de morue et s'en trouvèrent si bien qu'ils me déclarèrent plusieurs fois que j'avais trouvé, pour eux, la fontaine de Jouvence.

Je ne songe pas, certes, à attribuer à l'huile de foie de morue une action spécifique, à supposer qu'elle détruit l'agent pathogène, ou neutralise ses effets ; mais je crois qu'elle exerce une action tonique puissante sur l'organisme et lui permet de se mieux défendre contre le froid humide. Peu importe, d'ailleurs, le mécanisme. J'ai donné l'huile de foie de morue, et les personnes auxquelles je l'ai donnée m'ont semblé prendre moins facilement la grippe que les autres. Voilà le fait dans toute sa simplicité ; il me paraît digne d'attirer l'attention de mes confrères (1).

Dans la séance du 16 février, à laquelle je n'assistais malheureusement pas, M. Armand Gautier est venu déclarer, au nom de M. Aussilloux, médecin des hôpitaux de Narbonne, que sur 81 enfants dont 36 garçons et 45 filles, internés à l'*hôpital général* de cette ville, « 46 pour 100 filles et 38 pour 100 garçons, soumis à l'action continue de l'huile de foie de morue, ont été frappés de grippe ».

Je ferai d'abord remarquer à M. Gautier que, dans la statistique de M. Aussilloux, il s'agit d'orphelins ou d'enfants trouvés « à hérédité suspecte au point de vue de la scrofulo-tuberculose », et vivant dans un hospice, où les conditions hygiéniques laissent souvent à désirer par suite d'une surveillance insuffisante.

Je n'ai parlé, dans ma communication à l'Académie que d'enfants élevés au sein de leurs familles et placés par conséquent dans de bonnes conditions au point de vue de l'hygiène et de l'alimentation.

Je pourrais citer, en faveur cette heureuse influence de l'huile de foie de morue contre la grippe, beaucoup d'au-

(1) Lire la discussion qui suivit cette communication (*Bull. de l'Acad. de méd.*, 1892, t. XXVIII, p. 150 et 169).

tres faits qui m'ont été communiqués de divers côtés par des confrères du département de la Seine et des départements voisins. Je me contenterai de rapporter le passage suivant d'une lettre adressée par une dame de Salonique à M. le directeur du journal *Le Temps* à la date du 10 février 1890 :..... « Dernièrement mon mari, ainsi que tous mes domestiques, étaient simultanément atteints de la grippe tandis que mes enfants et moi, qui étions les seuls dans la maison à faire usage de l'huile de foie de morue depuis le début de l'hiver, en avons été épargnés. Je vous fais part de cette particularité, afin de donner une preuve nouvelle à l'appui de l'opinion exprimée par M. le D Ollivier ».

LE TÉTANOS

De certaines professions prédisposant au tétanos. — Nécessité d'une
antisepsie rigoureuse à la moindre solution de continuité des téguments chez les individus qui exercent ces professions.

Ce rapport lu au Conseil d'hygiène dans la séance du
8 juillet 1892 a trait à un malade traité, à ce moment, à
l'hôpital Necker dans le service de M. le professeur Dieulafoy (1).

Au commencement du mois de mars dernier, le sieur D...
fait une chute d'une certaine hauteur dans une écurie ; il
perd connaissance pendant quelques instants ; lorsqu'il re-
vient à lui, on ne découvre pas autre chose qu'une plaie
superficielle et peu étendue en arrière de l'oreille droite.
Dès le lendemain, le blessé peut reprendre ses occupations
et il n'aurait éprouvé rien d'anormal dans le cours des trois
semaines qui suivirent.

Le dimanche 27 mars, au moment du déjeuner, il ne
peut prendre son repas, parce que les mâchoires sont rap-
prochées et serrées l'une contre l'autre de telle sorte qu'il
est dans l'impossibilité de manger.

Le 28, le trismus persiste ; apparition de la fièvre. Les
jours suivants, l'état du malade s'aggrave à tel point que,
le 2 avril, on est obligé de le transporter à l'hôpital. En ce

(1) Les renseignements cliniques qui vont suivre m'ont été fournis
par M. Renon, interne du service.

moment la tête est renversée en arrière, en opisthotonos complet ; incurvation latérale du tronc à droite (pleurosthotonos ; contracture des sterno-cléido-mastoïdiens et des grands droits de l'abdomen qui forment sous la peau une saillie manifeste. Les autres muscles du tronc et des membres inférieurs sont également durs et contracturés ; le resserrement des mâchoires persiste. Toutes les dix minutes, secousses convulsives assez douloureuses pour arracher des gémissements. Depuis le 29 mars, le malade n'a pu prendre aucun aliment; malgré cela l'intelligence est intacte et la parole libre. Température, 38°5 ; pouls, 84 ; respiration, 28. Pas de selles depuis le début des accidents. Les urines, peu abondantes et alcalines, ne renferment pas d'albumine.

On retrouve, à trois centimètres en arrière de l'oreille droite, la petite plaie, imparfaitement cicatrisée, qu'il s'est faite lors de l'accident. L'extrémité supérieure est recouverte d'une croûte noirâtre, grande comme une pièce de 50 centimes, sur le bord de laquelle suinte une goutte de muco-pus ; l'extrémité inférieure est cicatrisée.

A ce moment on pratique une injection sous-cutanée de sang défibriné provenant de lapins rendus indemnes du tétanos (1). Ce traitement fut immédiatement suivi d'une no-

(1) MM. Behring et Kitasato ont montré que le sérum du sang des animaux immunisés possède une action antitoxique remarquable, même à doses presque infinitésimales, contre le virus tétanique. Rappelant les résultats obtenus dans cette voie chez l'homme, M. Renou vient de publier dans les *Annales de l'Institut Pasteur* (t. VI), un travail sur le traitement recommandé par les deux expérimentateurs sus-indiqués. Dans ce travail il rapporte l'observation dont il est question ici, et une autre également recueillie par lui dans le service de M. le docteur Dieulafoy, son maître.

table amélioration, mais, au bout de très peu de temps, les symptômes graves reparurent, s'exagérèrent peu à peu et amenèrent la mort le 4 avril à 5 heures de l'après-midi.

L'autopsie ne révéla rien de caractéristique. Un fragment de tissu pris au niveau de la petite plaie de la tête fut introduit, à la suite d'une incision appropriée, dans le tissu cellulaire sous-cutané d'un cobaye ; l'animal n'a pas éprouvé le moindre accident tétanique.

Les conditions dans lesquelles ce tétanos s'est développé sont assez rares pour qu'elles aient vivement attiré l'attention et qu'on se soit demandé sous quelle influence il avait pris naissance. Il y a vingt ans, on aurait parlé d'une névrite traumatique et tout aurait été dit ; on sait aujourd'hui que le tétanos de l'homme et celui des animaux représentent une seule et même maladie déterminée, selon toute probabilité, par la toxine que secrète un bacille particulier inoculé au niveau de la plaie, le bacille de Nicolaïer. Cette toxine semble particulièrement infectieuse et diffusible, puisqu'il suffit de 25 centigrammes pour communiquer le tétanos à un millier de cobayes.

La maladie est transmissible de l'animal à l'homme ; il semble que les excreta du cheval et les substances en contact avec lui renferment souvent des spores de bacilles tétaniques. Le sieur D... était, par la nature même de ses occupations, dans des conditions particulièrement favorables de réceptivité. Il faisait le métier de charretier, séjournait souvent dans une écurie, et c'est dans cette écurie qu'il s'était blessé. Si bien tenue que soit une écurie, on y trouve toujours en grande quantité des substances bacillifères, du crottin de cheval, des débris de fumier, de paille et de foin ; le sol lui-même est un excellent milieu de culture, et il y a

7

tout lieu de craindre que bien souvent il ne soit **imprégné** de vieille date d'éléments dangereux.

Il serait bon, je crois, de tenir compte à l'heure actuelle des notions scientifiques relatives à la pathogénie du tétanos qui semblent définitivement acquises ; il n'est même pas nécessaire d'admettre l'origine équine constante de la maladie. Malgré toutes les réserves qu'on peut faire à cet égard, il est bien prouvé que les charretiers, les cochers, les maraîchers, les cultivateurs, etc., en un mot tous ceux qui passent un temps de leur vie relativement long dans les écuries, qui prennent soin des chevaux, les conduisent ou les pansent, sont très souvent frappés par la maladie à la suite de plaies peu étendues et peu profondes. La conséquence pratique à tirer de ce fait d'observation, c'est que, chez ces gens-là, la moindre solution de continuité des téguments exige une antisepsie rigoureuse et un pansement absolument protecteur jusqu'à ce qu'elle soit complètement cicatrisée. Le décès de l'hôpital Necker est un nouvel argument à l'appui de cette recommandation.

Traumatisme d'importance moyenne, petite plaie, incubation de trois semaines, voilà, en résumé, toute l'histoire de ce cas ; il est probable que si le malade ou ceux qui l'entouraient avaient connu les dangers d'inoculation tétanique inhérents au milieu, s'ils avaient pris les précautions que je viens d'indiquer, la terminaison aurait été toute différente ; probablement même, il n'y aurait pas eu le moindre accident tétanique.

ÉPIDÉMIE DE PELADE

Prétendue épidémie de pelade dans un lycée. — Les épidémies de ce
genre rapportées par les auteurs sont loin d'être toujours concluan-
tes ; elles auraient besoin d'un contrôle minutieux.
Aujourd'hui, la contagiosité de la pelade ne peut encore être démontrée, d'une manière certaine, ni au point de vue histologique, ni au
point de vue bactériologique.

I

Au commencement de cette année deux grands journaux
politiques annonçaient qu'une épidémie de pelade sévissait
au lycée Lakanal et qu'une trentaine d'élèves étaient atteints
de cette affection.

Désirant être éclairé sur la nature de cette épidémie, vous
m'avez chargé, monsieur le préfet, le 3 février, de procéder à une enquête à ce sujet et d'en faire l'objet d'une
communication au Conseil d'hygiène et de salubrité (1).

Je me suis rendu quelques jours après au lycée Lakanal
et j'ai pu constater tout d'abord que le nombre des enfants
supposés atteints de pelade n'était pas de trente, mais de
dix seulement.

Voici dans quelles circonstances on pensa qu'on pouvait
se trouver en présence d'une épidémie de pelade.

L'avant-veille de la sortie du premier jour de l'an, le
29 décembre, les élèves de la seconde division (les jeunes)

(1) Ce rapport a été lu dans la séance du 3 mars 1898.

se firent tous couper les cheveux. Le maître-répétiteur de la division remarqua le jour même, que quelques élèves présentaient des plaques de dénudation sur le cuir chevelu. Il signala ce fait à l'interne, M. Poirier et à M. Larenchet, médecin de l'établissement. Ces messieurs redoutant une épidémie de pelade examinèrent avec soin la tête de tous les enfants de la division et constatèrent des plaques de dénudation sur 8 pensionnaires et 2 externes dont l'âge variait de 8 à 14 ans.

Je soumis le cuir chevelu de tous ces enfants, le 3 février, à un examen minutieux, à part un des externes qui n'était pas au lycée au moment de ma visite. Je ne crois pas utile de rapporter en détail l'observation de chacun d'eux. Il s'agissait, chez tous, de petites aires de dénudation, généralement arrondies, ayant à peine le diamètre d'une pièce de 50 centimes et présentant un aspect lisse. Leur siège était tantôt l'occiput, tantôt le sommet de la tête, tantôt les parties latérales. Chez trois enfants, la nature de la maladie fut immédiatement reconnue ; dans les deux premiers cas on apercevait au centre de la plaque une petite cicatrice ancienne, consécutive à un traumatisme ; dans le troisième cas, la plaque de dénudation avait succédé à une affection chronique du cuir chevelu, qui, d'après les renseignements fournis était vraisemblablement un *impetigo rodens*.

Chez cinq autres enfants, je constatai des traces d'eczéma rebelle, ancien ou récent qui ne pouvaient guère, non plus, laisser de doutes sur la nature de la dénudation.

Enfin chez un neuvième enfant, âgé de 13 ans, un des externes, je constatai une plaque dénudée, arrondie, large comme une pièce de 50 centimes. Les parents s'en étaient aperçus pendant les vacances du premier jour de l'an, au moment où le bruit d'une épidémie s'était répandu ; l'enfant ne se doutait pas de son existence, et rien, dans les antécédents, ne pouvait en faire connaître le point de départ. Sur le conseil de M. Lorenchet, le petit malade fut conduit chez un de mes collègues de l'hôpital Saint-Louis, qui, sans oser se prononcer sur la véritable nature du mal, conseilla l'épilation autour de la plaque et l'application d'une pommade au soufre et au naphtol.

Quant au dixième enfant, également externe, je ne pus l'examiner, comme je l'ai dit, mais il fut reconnu que la dénudation dont il était porteur était de date ancienne.

Les médecins de l'établissement firent désinfecter avec le sublimé tous les objets de toilette et brûler tous les bérets. Cinq enfants furent rendus à leurs familles qui n'habitaient pas trop loin ; trois restèrent à l'infirmerie où ils furent soignés au moyen de lavages au savon noir, au sublimé, et de pommades soufrées.

Les enfants rentrèrent après une absence de deux ou trois semaines dans le même état qu'avant les vacances. L'externe soumis à un traitement spécial pendant un mois fut autorisé par le médecin de Saint-Louis à reprendre sa place parmi ses camarades, mais à la condition de porter une calotte.

Les médecins de l'établissement, revenus de leurs appréhensions, reconnurent que les dénudations des jeunes lycéens n'avaient pas subi de changements notables depuis le début de la prétendue épidémie et que, par conséquent, il ne s'était agi dans aucun cas de la véritable pelade. C'est aussi mon opinion formelle.

Un mois plus tard j'ai reçu une dépêche de l'interne de Lakanal m'annonçant qu'aucun cas nouveau de vraie ou fausse pélade n'avait été observé dans la population du Lycée.

Il est profondément regrettable que de pareils bruits aient pu, sans contrôle, être répandus dans le public, parce qu'ils pouvaient porter préjudice à un établissement universitaire placé, quoi qu'on en ait dit, dans de bonnes conditions hygiéniques et dont le service médical ne laisse absolument rien à désirer.

II

Comme on le voit, si une enquête n'avait pas été faite, on aurait pu croire à l'existence d'une véritable épidémie de pelade développée au lycée Lakanal, alors qu'il n'en était rien.

Dans bon nombre d'épidémies observées chez des enfants (écoles, pensions, lycées) — je pourrais dire aussi chez des militaires, mais je ne veux m'occuper ici que des enfants — je suis convaincu que si on soumettait les faits à une analyse minutieuse on arriverait à cette conclusion que les dénudations du cuir chevelu n'étaient nullement dues à l'épidémicité ou à la contagion. Plusieurs fois on m'a présenté à la consultation de l'hôpital des enfants renvoyés d'une école comme atteints de pelade qu'ils avaient, au dire des parents, contractés auprès de leurs petits camarades. Après une enquête rigoureuse, j'ai pu constater qu'il s'agissait là non d'épidémies, mais de quelques cas de fausses pelades découvertes à la suite de coupes de cheveux et provoquées par une *tondante* qui avait duré longtemps, un favus, un impetigo rebelle, etc.

Les faits suivants, bien qu'observés par deux maîtres en

dermatologie montrent quel crédit on doit accorder à certaines relations d'épidémies de pelade, et combien il faut être réservé avant de se prononcer sur la contagiosité de cette maladie.

Lors de la discussion à l'Académie de médecine, en 1887, sur la contagion de la pelade, M. Hardy rappelait qu'Hillairet et lui avaient été chargés par le Ministre de l'Instruction publique de faire une enquête sur une épidémie de pelade qui s'était déclarée au petit collège de Vanves au cours de l'année 1875. Nos deux collègues se rendirent à Vanves et constatèrent l'existence de la pelade sur plusieurs enfants et demandèrent le renvoi de ces enfants dans leur famille. Depuis la discussion de l'Académie j'ai appris de M. le Dr Mazars, médecin résident, à cette époque, du lycée de Vanves, les détails suivants qui montrent que dans cette circonstance l'épidémicité et la contagion ne jouèrent pas un rôle bien manifeste, si même elles en jouèrent un.

Le petit lycée de Vanves était alors de création récente et ne comptait qu'un petit nombre d'élèves. Le proviseur, M. Deschanel, craignant de voir encore ce nombre diminuer par suite de l'effet moral que ne manquerait pas de produire sur les familles le renvoi des jeunes malades, jugea prudent de les garder dans l'établissement et néanmoins aucun cas nouveau ne se déclara dans les mois qui suivirent.

Deux ans plus tard, M. Mazars en faisant l'inspection des cheveux, découvrit 3 enfants qui lui parurent atteints de pelade. Ce diagnostic fut confirmé par Hillairet qui se contenta de l'examen à l'œil nu et donna l'ordre de renvoyer les enfants à leurs parents. Ces enfants d'âge différent ne suivaient pas les mêmes cours et n'avaient jamais eu de rapports entre eux. Cette fois encore le proviseur prit sur lui de les garder dans le lycée et pendant le cours de l'année, il n'y eut aucun autre cas.

Je ne puis dans ce rapport passer en revue les diverses épidémies qui, au dire des auteurs, se seraient développées dans des établissements scolaires, mais en les lisant attentivement on voit que la contagion n'est pas toujours démontrée et l'épidémicité certaine.

Au reste, à l'heure actuelle, malgré les intéressants travaux de MM. Nimier, Vaillant et Vincent, il est généralement admis que si la contagiosité de la pelade semble manifeste dans certains cas, — rares, à mon avis, au moins sur le terrain où j'observe — elle ne peut être démontrée d'une manière positive ni au point de vue histologique, ni au point de vue bactériologique, ni au moyen de l'inoculation (1).

(1) L'Académie de médecine avait proposé en 1887 un prix sur les *Pelades*. Malgré l'espace de 3 ans accordé aux concurrents, aucun d'eux n'a mérité le prix (consulter le rapport de M. Vidal, sur ce concours *in Bull. de l'Acad. de méd.*, 1890, t. XXIV, p. 678).

DE L'ANÉMIE HIVERNALE

Conditions dans lesquelles elle se développe. — Ses causes. —
Sa prophylaxie.

Il n'est pas d'année où je n'aie l'occasion d'observer chaque hiver un certain nombre d'enfants et de jeunes gens,
élèves de pensions, collèges ou lycées qui ne présentent
un notable degré d'anémie. A la même époque et souvent
en même temps, je relève des faits à peu près identiques
chez des employés de grandes administrations ou de grands
magasins, chez des ouvriers, etc. qui séjournent dans des
locaux souvent trop étroits et parfois si mal éclairés qu'on
est souvent obligé d'allumer le gaz pendant une partie de la
journée.

Ces cas d'anémie me paraissent avoir une origine commune, et comme ils s'observent exclusivement pendant l'hiver, on peut donner à cette variété d'anémie le nom d'*anémie hivernale*. Je me propose d'appeler l'attention sur elle
dans cette courte note.

Les malades, quel que soit le milieu d'où ils proviennent,
se plaignent presque tous des mêmes symptômes : maux de
tête, vertiges, parfois même lipothymies, grande faiblesse
musculaire, troubles neurasthéniques, inappétence, dysp-
née et palpitation pendant la marche ; en même temps il existe
de la pâleur de la face, une décoloration notable des mu-
queuses conjonctivale, labiale, etc. et, enfin, à l'ausculta-

tion, on constate assez souvent des bruits de souffle à la base du cœur et dans les vaisseaux du cou.

Cette anémie n'existait certainement pas avant l'hiver chez plusieurs des malades dont nous venons de parler. Je les suivais depuis des années et j'ai vu naître pour ainsi dire l'affection. En général tout disparaît pendant la belle saison. Il s'agit donc d'une anémie développée sous l'influence de certaines conditions créées par l'hiver, et qu'il importe de rechercher.

Ce n'est pas au commencement de l'hiver, mais vers le milieu, au moment des grands froids et de l'humidité, qu'on voit apparaître cette variété d'anémie. A ce moment les portes et les fenêtres sont fermées avec soin ; l'aération laisse par conséquent beaucoup à désirer et souvent l'on a recours à un chauffage exagéré. Ajoutez à cela que souvent aussi, par suite d'un éclairage insuffisant on est obligé d'allumer les becs de gaz.

Lorsqu'on interroge les malades, ils répondent que c'est après un séjour prolongé dans une étude, un amphithéâtre, un bureau, un magasin ou un atelier (1) placé dans de telles conditions qu'ils éprouvent les premiers malaises, céphalalgie, sensation de vertige ; et comme cette situation peut rester la même pendant plusieurs semaines et même pendant un, deux et quelquefois trois mois, on comprend que les

(1) Le milieu dans lequel l'anémie hivernale s'observe le plus souvent et au plus haut degré, c'est dans les bureaux téléphoniques. Là, 30, 40, 50 employées, la plupart des jeunes filles, sont entassées dans un bureau étroit, bas de plafond, éclairé et chauffé par le gaz. Sur ce nombre, un quart, un tiers deviennent rapidement malades par suite du défaut d'aération, de l'intoxication et de la station verticale à laquelle ces malheureuses sont condamnées. Il y aurait, dans de pareils milieux, à introduire de bien urgentes réformes.

symptômes d'une anémie profonde se développent et s'accentuent de plus en plus. Est-ce à une seule et unique cause qu'il faut les attribuer ou à un ensemble de facteurs agissant, chacun de son côté, mais, en somme, aboutissant au même résultat ? J'avoue que tout d'abord je fus assez embarrassé.

Me rappelant les belles expériences de Claude Bernard sur l'intoxication par l'oxyde de carbone, je crus pouvoir, en raison de la forte proportion d'oxyde de carbone que renferme le gaz de l'éclairage, rapprocher les faits que j'avais sous les yeux des anémies des cuisinières et des repasseuses dont la pathogénie est bien connue aujourd'hui, et que les progrès de l'hygiène ont permis de restreindre dans une large mesure ; mais un tel rapprochement n'est pas possible en présence des recherches si précises que nous devons à M. Gréhant (1). Cet habile expérimentateur a montré, en effet, que lorsque la combustion du gaz de l'éclairage est complète, l'oxyde de carbone est entièrement transformé en acide carbonique (2).

Il faut donc chercher ailleurs la cause de ces anémies.

La plus vraisemblable, et on peut dire, la plus active, est la viciation de l'air par la respiration animale et la combustion du gaz de l'éclairage qui diminue la proportion d'oxygène et donne naissance à une grande quantité d'acide

------

(1) On trouvera toutes ces recherches indiquées et résumées dans le récent ouvrage qu'il vient de faire paraître : *Les poisons de l'air* (l'acide carbonique et l'oxyde de carbone). Paris, in-18, 1890.

(2) Ce n'est que lors de l'emploi de mauvais becs de gaz que l'oxyde de carbone contenu dans le gaz de l'éclairage (5 à 13 0/0) échappe à la combustion. Les becs à flammes plates (en queue de poisson) doivent être proscrits.

carbonique. On peut ajouter aussi la chaleur dégagée par l'éclairage et le surchauffage.

Il est donc probable que toutes les causes réunies, l'une aidant l'autre, sont suffisantes pour troubler profondément l'hématose et provoquer le développement de l'anémie que je viens de signaler, alors que chacune d'elles, prise en particulier, ne pourrait peut-être pas, à elle seule, la faire naître, du moins à un aussi haut degré.

Quel est donc le remède ou plutôt quelle doit être la prophylaxie de l'anémie hivernale, affection qui, d'après ce que j'ai observé, me semble beaucoup plus fréquente qu'on ne serait tenté de le croire.

Elle doit consister surtout : 1º dans une ventilation aussi complète que possible qui aurait le double avantage de purifier l'air et d'atténuer les effets du chauffage souvent exagéré. Il ne faut pas oublier non plus qu'il importe de maintenir les locaux dans un très grand état de propreté, afin de les débarrasser des poussières déposées sur leurs parois et sur les meubles.

2º Dans l'emploi d'appareils d'éclairage munis de tuyaux de dégagement pour les produits de la combustion, ou plutôt, s'il était possible, dans leur remplacement par des lampes électriques à incandescence, qui échauffent peu l'air et ne fournissent pas de produits de combustion.

Ce mode d'éclairage est employé maintenant dans beaucoup de théâtres et de grands magasins. Il serait à désirer qu'il le fut aussi dans les collèges, les ateliers, les administrations.

DE L'ALIMENTATION DES NOUVEAU-NÉS
A PARIS.

Cette alimentation est très défectueuse, sans parler de l'abus du biberon, parce qu'elle est mal réglée, trop abondante ou prématurée. —
Urgente nécessité d'éclairer la population sur les fâcheuses conséquences qui en découlent.

L'alimentation des nouveau-nés, malgré les progrès accomplis dans l'hygiène de l'enfance, laisse encore beaucoup
à désirer. Sans doute les falsifications du lait mieux sur-
veillées sont moins fréquentes ; sans doute l'emploi du lait
stérilisé rend d'immenses services et sauve de nombreuses
existences : c'est merveille, en effet, de voir des diarrhées,
même vertes, s'arrêter sans aucune médication par la simple substitution de ce lait au lait ordinaire. Mais cela ne suffit pas, il est d'autres causes qu'il importe de faire disparaître.

J'ai beaucoup insisté ailleurs (1) sur l'addition au lait, en
été, de trop fortes doses de bicarbonate de soude. Dans la
présente note, laissant de côté la question de l'élevage au
biberon résolue aujourd'hui expérimentalement par Chal-
vet (2) et cliniquement par maints observateurs, je désire
mettre en évidence les causes auxquelles je viens de faire

(1) *Comptes rendus des séances de la Soc. de Biol. pendant l'année*, 1870, 5° série, t. 2, p. 18.
(2) *Etudes d'hygiène publique*, 2° série, 188, p. 184.

allusion et qui provoquant des troubles graves de la nutrition chez les nouveau-nés, amenant souvent leur mort, je
veux parler du défaut de réglementation dans l'allaitement,
de la suralimentation et de l'alimentation prématurée. Ces
causes ont, je le reconnais, déjà été signalées par divers auteurs, mais inutilement : on n'a tenu et on ne tient encore
aujourd'hui aucun compte, dans la population parisienne,
du moins dans celle qui fréquente nos consultations hospi-
talières des sérieux avertissements qui lui ont été donnés.
Il n'est pas de semaine ou je ne constate, à ma consultation
des Enfants-Malades, les déplorables effets de cet oubli ou
plutôt de cette méconnaissance des règles les plus élémen-
taires de l'alimentation des enfants. Aussi, comme médecin, comme hygiéniste, je pousse un cri d'alarme et viens
déclarer bien haut que sur 100 enfants qu'on me présente,
en moyenne, tous les jeudis, il y en a une vingtaine environ qui, par suite de l'ignorance ou de l'incurie de leur mère,
de leur nourrice sont très malades, desséchés, momifiés ou
déjà presque de petits cadavres.

A chaque consultation je constate une absence complète
de réglementation dans plus de la moitié des cas, que l'allaitement se fasse par le sein ou par le biberon. Les ma-
mans et les nourrices semblent ignorer tout-à-fait qu'il est
nécessaire de mettre un intervalle de deux heures au moins
entre chaque prise de lait. « Comment résister, disent-elles,
aux cris d'un enfant affamé ? C'est de la barbarie... ». Et
pourtant le triste état où se trouve le pauvre petit être devrait leur ouvrir les yeux ! Mais si quelques-unes finissent
par se rendre à l'évidence, nous remercient et promettent
de suivre nos conseils, d'autres, et ce sont les plus nombreuses, s'en retournent encore incrédules, malgré tous nos

efforts pour les convaincre. Je dois dire que plusieurs mères ou nourrices m'ont déclaré que c'était même d'après le conseil de sages-femmes, qu'elles alimentaient leur nourrisson toutes les fois qu'il semblait le désirer. J'insiste sur cette ignorance des sages-femmes qui a de si désastreuses conséquences. Il y a là une lacune dans leur enseignement que je tiens à signaler. Plusieurs fois, du reste, à des examens de la Faculté de médecine, j'ai pu la constater.

D'autre part, on m'a présenté, dans un certain nombre de cas, des nouveau-nés qui ne quittaient pour ainsi dire pas le sein et rejetaient fréquemment le lait par suite du trop-plein stomacal ; ou bien à des enfants élevés au biberon, on faisait prendre de suite une trop grande quantité de lait ; on les gavait outre mesure. Dans l'un et l'autre cas on provoquait une série d'indigestions et il survenait même parfois des mouvements convulsifs des globes oculaires qui effrayaient beaucoup les parents sans toutefois les corriger de leurs détestables pratiques.

Mais sans conteste la pratique la plus mauvaise, celle qui produit le plus rapidement de fâcheux effets sur la nutrition des nourrissons, c'est l'alimentation prématurée. Il semble que dans le milieu nosocomial où j'observe, les parents ont hâte de voir leurs enfants manger comme eux. Excités par les voisins ou les amis ils associent au lait, dès les premiers mois de l'existence, des bouillies, des panades, etc., et bientôt des aliments solides, alors même que les instruments nécessaires pour les broyer, les dents, ne sont pas encore sorties. Il faut entendre leur récit pour y croire. Je ne rapporterai que deux faits, vraiment inouïs, qui montrent jusqu'à quel point on peut aller dans cette voie.

Au mois de janvier dernier, un alsacien m'amène à la consultation un enfant de trois semaines, dont la mère venait de mourir. A cette question comment le nourrissez-vous, il me répond sans hésiter : « comme moi, c'est-à-dire avec du pain, des pommes de terre, des haricots, de la viande, etc. ». J'eus toutes les peines du monde à faire comprendre à ce brave homme qu'agir ainsi, c'était le meilleur moyen de tuer son enfant.

Le fait suivant est encore plus incroyable. Il m'a été communiqué par M. le Dr Delporte, aide-major au 1er régiment du génie à Versailles. Un gendarme trouvant que son enfant âgé de quatre mois ne prenait pas volontiers le lait de son biberon, substitua au lait de l'eau panée additionnée d'un certain nombre de gouttes d'absinthe. Ici encore il ne fut pas aisé de faire revenir de son erreur ce père grand partisan lui-même, très probablement, de la liqueur absinthique.

En présence d'une telle ignorance, comment être surpris de l'effrayante mortalité qui frappe les nouveau-nés à Paris, surtout dans la classe encore peu éclairée de la population. Je suis même surpris, par ce que je vois, que cette mortalité ne soit pas encore plus élevée.

Je n'insisterai point sur les différentes modifications qui surviennent dans l'organisme de l'enfant quand la nutrition est si profondément troublée. Parrot les a décrites avec soin dans son beau livre sur l'*Atrepsie* et les a suivies dans toutes leurs phases. Je rappellerai seulement que le défaut de réglementation, la suralimentation et l'alimentation prématurée amènent presque toujours des accidents variés : c'est d'abord, on le comprend sans peine, une série d'indigestions stomacales et intestinales, de l'entérite, de la diarrhée cholériforme et même du choléra infantile ; puis un ballonnement chronique du ventre par distension gazeuse, et enfin plus tard, l'inflammation chronique ou la tuberculose des ganglions mésentériques (carreau) etc.

Du côté des téguments, on peut observer de l'érythème, de l'eczéma, de l'impétigo, de l'urticaire, de l'acné etc, affections développées, suivant toute vraisemblance, sous l'influence des produits toxiques élaborés dans les liquides altérés de l'estomac et de l'intestin.

C'est probablement aussi, à la suite de l'absorption de ces produits qu'apparaissent certains accidents nerveux (convulsions etc.)

Le système osseux n'échappe point non plus aux effets d'une alimentation vicieuse : le rachitisme, avec toutes ses formes en est une conséquence fatale ; c'est là sa vraie cause, quoi qu'en ait dit Parrot.

L'économie est profondément atteinte par cette alimentation vicieuse et par suite certains processus de l'évolution infantile se trouvent entravés. C'est ainsi que la dentition est retardée ou s'accompagne de manifestations pathologiques diverses (accidents dits de dentition etc.) qui ne s'observent pas chez les enfants dont la nutrition est normale. La véritable nature de ces manifestations est démontrée par ce fait qu'elles disparaissent si l'on supprime à temps les causes qui les ont produites. Il survient bientôt une amélioration sensible, qu'il s'agisse de troubles digestifs, d'accidents cutanés ou de troubles nerveux.

Mais je ne puis, ici, insister sur ces faits, que je ne cesse du reste de mettre en lumière dans mon enseignement clinique à l'hôpital des Enfants-Malades. J'ai hâte d'arriver aux mesures prophylactiques qu'ils commandent pour ainsi dire.

En présence des déplorables effets de l'alimentation vi

cieuse des nouveau-nés, en présence de la grande mortalité qu'elle détermine, un devoir impérieux s'impose aux hygiénistes : tenter tout ce qui est possible pour sauver ces petits êtres qui meurent victimes de l'ignorance ou de l'incurie de leurs parents. On se plaint de la diminution de la natalité en France, mais au moins faisons en sorte de mettre les enfants qui naissent à l'abri des dangers que nous pouvons écarter par une sage prévoyance. Il faut donc à tout prix éclairer la population parisienne, surtout celle des quartiers où les notions les plus simples de l'hygiène n'ont pas encore pénétré ; il faut, multiplier les *Instructions* relatives à l'alimentation des nouveau-nés ; il faut répandre dans les masses, les règles de cette alimentation par l'enseignement populaire, par des conférences faites aux mères et jeunes filles d'âge à se marier dans un avenir prochain. Il ne manque pas de jeunes médecins, nouvellement installés, qui seraient heureux de prêter leur concours à une œuvre aussi philanthropique. Que le Conseil municipal qui a déjà tant fait pour l'hygiène de notre grande cité, veuille bien organiser cet enseignement ! Il en sera amplement récompensé, en sauvant la vie d'un grand nombre d'enfants !

On ne saurait trop multiplier les moyens d'éclairer les intéressés. Ne serait-il pas possible de remettre aux conjoints, dans les mairies, après la cérémonie du mariage, un livret analogue à celui qu'on donne aux nourrices, où seraient indiquées les règles de l'alimentation rationnelle des nouveau-nés et les conséquences que l'on peut redouter toutes les fois qu'on s'en écarte ?

En définitive, rien ne doit être négligé pour préserver l'enfant des dangers auxquels l'exposent les diverses phases de son développement.

TABLE DES MATIÈRES

Imp. G. Saint-Aubin et Thevenot, Saint-Dizier, 30, Passage Verdeau, Paris.

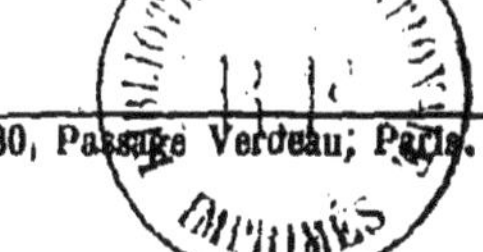

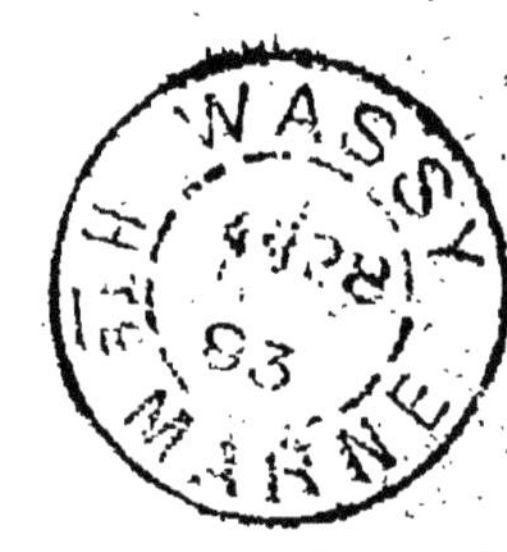

WASSY
HTE MARNE
83